刘伟聊针

十二经腧穴之旅（上）

刘伟 著

全国百佳图书出版单位
中国中医药出版社
·北京·

图书在版编目（CIP）数据

刘伟聊针：十二经腧穴之旅．上 / 刘伟著 .—北京：中国中医药出版社，
2023.12
ISBN 978 – 7 – 5132 – 8506 – 3

Ⅰ．①刘…　Ⅱ．①刘…　Ⅲ．①针灸疗法—穴位　Ⅳ．① R224.2

中国国家版本馆 CIP 数据核字（2023）第 202105 号

中国中医药出版社出版

北京经济技术开发区科创十三街 31 号院二区 8 号楼
邮政编码　100176
传真　010–64405721
山东临沂新华印刷物流集团有限责任公司印刷
各地新华书店经销

开本 710×1000　1/16　印张 18　字数 245 千字
2023 年 12 月第 1 版　2023 年 12 月第 1 次印刷
书号　ISBN 978 – 7 – 5132 – 8506 – 3

定价　128.00 元
网址　www.cptcm.com

服 务 热 线　**010–64405510**
购 书 热 线　**010–89535836**
维 权 打 假　**010–64405753**

微信服务号　**zgzyycbs**
微商城网址　**https://kdt.im/LIdUGr**
官 方 微 博　**http://e.weibo.com/cptcm**
天猫旗舰店网址　**https://zgzyycbs.tmall.com**

如有印装质量问题请与本社出版部联系（010–64405510）

心底的纯净与热爱

当我们去思考"道"时，它生生不息，于是万物生；

当我们去感受"道"时，天人合一，于是万物静。

缘

微信群里的张医生问：学习针灸最重要的是什么？

看到这个问题，我心中涌出的是"心底的纯净与热爱"。

"心底的纯净与热爱"，也许这不是最令人满意的回答，但说直觉也好，潜意识也罢，这就是我最真心的答案。

这种第一反应的答案，就像我们临证一样，面对患者的灵机一动和神来一笔往往比我们处心积虑想出来的组方取得的效果要更好。

大家应该都有体会，神来一笔可能发生在每一个针灸人或中医人的身上，但是绝不代表针灸是这种靠"神来一笔"的医疗，它实际上靠的是一点一滴的积累，滴水穿石的功力，所谓厚积薄发，再加上临证时的灵机一动，才能成就完美的针灸治疗！

我这出自心底第一反应的答案——"心底的纯净与热爱"，仔细想来，心底纯净是第一位，热爱是第二位的。

空

我是针灸骨伤专业毕业的，当时听从廉玉麟老师的建议，毕业后去了天津市第一中心医院的骨科工作了近四年，做的是纯西医骨科医生。

机缘巧合，1997 年 1 月 18 日，我来到美国明尼苏达。

下了飞机，第一次踏上明尼苏达的土地，从机场去住处的路上，到处都是过膝深的积雪。路两旁矮小的平房半截埋在雪里，仅露屋顶。那一刻，真的是感觉到了一个大农村。我毕竟是在中国四个直辖市之一的天津生活长大的，这个大农村和我的家乡反差太大了！

刚到明尼苏达时，赶上"千年虫"，大家都学计算机，因为太好找工作啦，修两门课即可，而且薪水很高。

但我内心非常抗拒去学计算机，最主要是放不下自己的中西医专业知识，毕竟热爱着中医，所以开始考中医执照，逐步拾起以前跟师和在学校学的中医针灸知识，慢慢静下心来看书。

明尼苏达号称"万湖之州"，是密西西比河的发源地。这个地方四季分明，一年有五六个月都是冬天。但是一到春、夏、秋三季，湖水清澈，星罗棋布，至纯至美！这个大农村其实是个大美之地。

不仅如此，大农村的最妙之处是让我能真正静下心来去读书，去感悟。就是这么一个山清水秀之处，可以让人无世事烦扰，恬淡虚无地生活，很安心地做自己的事情。

修

在开始的十七八年里我一直在读书。这段时间是自我提升非常快的一个时期。所以学习中医、学习针灸，之于我，最重要的是心底纯净，不被外界所干扰。

至今回想起来，来到美国明尼苏达，是非常好也是很正确的一件事。在这个大农村心无杂念地学习和感悟，让我今天对祖国传统医学，对针灸有了比较深刻的认识和提高。

除了静心读书，我还在学校授课，教美国人，同时也自己开诊所，不脱离临床，教学相长，两条腿走路。

悟到的东西既可以在自己的诊所临床中实证，又可以教给学生，帮助他们在学生诊所或实操课中演练，有所收获，这是一件让人非常喜悦的事情。

助人进步，助己开悟，境界上有所突破，带来的是一种难以言表的喜悦之情，这种喜悦从心底油然而生，这种喜悦不是买辆新车，或者去哪里玩这种物质上得到满足的喜悦所能比拟的。我们讲修心、修性、修道，修道之人，境界上有所突破，确确实实是真真正正的喜悦。

悟

近20年里，我的针法体系逐渐成形、发展起来，有原创五大针法系统和几十种小的针法针方，也经常有人问我是怎么想出来的。

说实话，我并没有刻意地去想过要发明，后来真正刻意的只是想如何完善而已。

我用自己在微信群说过的话，与大家共勉：

修针灸其实不是天赋越好、越聪明，就一定出彩，要多读书，但不要一直盯着别人怎么做、书里怎么说，也不要刻意追求破境、开悟。大道无形。"道"不是说出来的，道是求出来、证悟出来的。就像路一样，是一步一步走出来的。道，自然也，无所不在，只有悟到了，才能称其为"道"。别人的"道"不是你的"道"。

学中医的路是证道、求道，有明师引领固然好，学了很多方法，要能为己所用，结合做实证、做临床，最后形成一套自己的风格，得到自己的"道"。要静心转意，收放自如，要有滴水穿石的功夫，敬畏天地的心思，以及手握银针那一刻的针意贯通，那么早晚有一天会练出大成。

刘伟

2023 年 6 月

2020 年 6 月，历时两年多，我在"千聊"开设的课程《十二经腧穴之旅》圆满完成。课程精选 100 个十二正经重点腧穴，讲授本人多年研习经典和临床实践的感悟心得，虽管窥之见，不敢说殚精竭虑，也是一片心血，期望帮助大家回归针灸的本源。

针灸临床，理、法、方、穴、术缺一不可。腧穴是构成经络的一部分，《十二经腧穴之旅》看似讨论腧穴，实则是要把单穴这一颗颗珍珠串联起来；腧穴串联起来之后，整个人体就活了，抓住这个主脉络，气机就有了；串联起腧穴之后，加入中医的基本概念，治病的基本思路就会跳出来。课程的目标，就是帮助学员逐步建立起一个完整的、立体的独立思维模式。

《刘伟聊针：十二经腧穴之旅》来源于课程的录音整理稿，在保证课程内容的连贯性前提下，我们将内容大致分为定位取穴、功效主治、临床体会、操作点睛几部分，后附思考，引导读者带着问题学习。

本书分上、下两册，从出版立项到上册的付梓，历时弥久，煞费周章。我们力求将思维发散、灵机一动、形式活泼甚至有些随意的口头语言转化为严谨、条理的书面文字，并且不失原本的味道。

现在讲腧穴的书非常多，我认为腧穴仍有潜力可挖，横向、纵向都可以扩展。严格来讲，这本书并不是单纯讲腧穴的：单穴如珍珠，串联之后并非闭环的珠链。或者说，一个个穴，更似一颗颗星，学习中不能局限于这个穴本身，要在灵动的组方中，看到穴与穴交相辉映，有如星座。

针道的修行，不要去学一穴一术一方。

要学的是一种思维，就是如何选穴用针的思路与思维方式。

有了思维的"心诀"，临床中就会真正变成自己的东西，怎么扎都会信手拈来。

刘伟

2023 年 6 月

目　录
CONTENT

手阳明大肠经

足阳明胃经

部疾患的局部小穴。刘伟教授首次揭秘其独创的"吕氏春秋"针阵，上下呼应，接天通地……启发思维，震撼心灵，带你领略针灸格局之大气磅礴！

足太阴脾经

手少阴心经

手太阴肺经

第一讲　中府穴（LU1）

定位取穴

在定位中府穴时，患者仰卧位，先找云门穴：患者手臂前伸，自然而然锁骨外端的下方可以出现一个凹陷，这个凹陷就是云门穴；云门穴再往下找，一般取云门穴直下1寸，大约一横指直下有另外一个凹陷，就是中府穴。临床实际中不是直下，而是稍微向外侧偏一点；最重要的，是要揣穴，揣凹陷的地方。

体表的解剖需要知道胸大肌、胸小肌，重点了解胸大肌。

功效主治

中府穴的命名非常有意义，中，即中焦，府，聚也，意为聚气之地。《灵枢·经脉》描述手太阴肺经循行的第一句话"起于中焦"，说明中府穴是中焦之气上行会聚于此，故名。中府穴是募穴，就是肺经脏腑气血最深聚之处；同时这里包含了手太阴肺和足太阴脾两经之气，也可以说包含脾胃之气，即脾胃中气和肺气合气于此；另外，还有经络循行里的重要部分"下络大肠"，这几方面在临床中具有重要的治疗意义。

大家在临床中使用这个穴位一定要注意区别患者是肺脏病或肺经病——中府穴常常是用于治疗肺脏病，也就是本脏病。

1. 主要作用　中府穴常常用于治疗肺脏病，也就是本脏病，临床常见的无外乎外感和内伤两种，主要症状就是咳嗽、气喘等；此外，还可以治疗经络所过的经筋病，以及情志相关的百合病。

（1）本脏病

外感：外邪为患就是卫表受邪，因为肺脏居于最高位，肺为华盖，最易受伤。卫表受邪一定要治肺，这是治疗的基本原则。主穴可以用合谷、中府、肺俞，根据风寒、风热的不同，配大椎、外关、风门等穴。

内伤：肺主胸中，功能就是宣降，内伤就是气机出现了问题。大家要抓住这个气机，一个是人体内部本身的能量交换，另一个是肺与外界的交换，上中下三焦并行，共同参与气机运行。三焦是气和津液的通路，肺的疾病主要是在上焦，治疗中也要兼顾中焦和下焦。

（2）经筋病　如治疗肩背痛，尤其是肩痛临床效果显著。

（3）百合病　肝气郁、肺气虚，就会导致情绪问题，可以应用中府穴配合开四关，或者加膻中、肝俞、肺俞，以及刘氏头针治疗。

2.作用机理　肺脏病，肯定和肺的功能有联系。肺的功能是什么呢？肺为水之上源，肺朝百脉，肺主气，主皮毛，主治节，通调水道，主魄，主宣发肃降。所以从肺的功能看，肺脏有病，一定会有宣发肃降不利，或者不能通调水道。肺与三焦紧密相连，肺属上焦，与中焦和下焦共同发挥作用，临床主要见症多是气机的问题。如果肺本脏气机不通顺，有壅滞的情况，就可以在中府穴上去找敏感点。患者有壅滞问题，气机不畅，也可以在五输穴上去找反应点。

临床体会

简单地说，关于肺本脏的补和泻，实际上都是在"五行"里做文章。五行生克无非就是培土生金、金生水、佐金抑木等。我们可以用中府或中府加肺俞作为主穴，根据土生金可加太白、足三里、阴陵泉。在临床中这种"五行"的思维遇到具体的病证时可以拿来用。金生水，可以用中府、阴谷、然谷，甚至可加太溪。再如佐金抑木，就是肝气太过，肺气的敛降出现不足时，患者感觉短气、呼吸不利等，可以泻中府，加日月、期门，可以开四关。甚至可以加上气机升降出入浮沉的概念，治疗就更全面了。

通常肺脏病可以在肺经上治疗，除去用五输穴，肺脏病首先要考虑两个穴，一个是募穴中府，另一个是背俞穴肺俞。募穴和背俞穴是脏腑气血会聚于胸腹部和背部的腧穴，主治都有一定的特异性——专门针对本脏的问题。《难经·六十七难》关于俞募穴说过"阴病行阳，阳病行阴"，治法是"从阴引阳，从阳引阴"。这是非常有指导意义的治疗方针，就是脏腑病要取俞穴和募穴相配。临床中背俞穴和募穴既有诊断意义，又有治疗意义。

中府穴用于诊断，首先说是否选取中府穴针刺，可以通过脉诊决定，因为肺朝百脉，寸口脉很重要。其次，针刺前可以在中府查穴，包括：一看，看有没有皮疹和颜色的变化，比如说有充血发红肿胀，说明有急性的炎症或者肺热；如有色斑沉积、皮肤异常，就揭示有可能是慢性病。二按，按就是看患者是喜按或拒按，同时可以加上一些特定穴，如膀胱经的肺俞、风门穴的按压，或者在肺经的五输穴上做按压，尤其是在前臂，肺经循行的部位进行刮按都有一定的诊断和治疗意义。

内伤多会表现为咳喘、气逆，以及肺属实或肺属虚而引起的各种症状，也就是肺功能的太过或不及。当然在临床中也可能看到外感内伤交杂，外感转为内伤等，治疗当中会有很多不同的辨证和治疗方法。一般来说，背俞穴多行补法，募穴多行泻法。这只是一般情况，在临床中这两种不同的腧穴都是可补可泻，关键是在手法。

当患者肺阴虚时，可用复溜、太溪加中府；如果肺气虚，中府、肺俞加太渊、足三里，或者加气海、合谷。

还有一种情况临床也很常见，患者有肺的症状，又兼有脾胃的症状，比如呕吐、腹胀、食不下等，这时要用中府穴加中脘、天枢，以及内关，就是肺胃同治。中府穴可以治疗水肿，尤其是面部的浮肿。我治疗面部浮肿常用水沟穴，实际上中府和阴陵泉及足三里相配，也可以调治脾和肺，这时它可以治疗上半身尤其是面部的浮肿。

当然，治疗肺病时，根据"下络大肠"，也会用下法，一宣一降，这属于降，也就是让大便通畅，大便通畅后，肺的病就好了，这也是一种通气机的办法。

如果患者有外感同时有颈肩背痛，可以在中府针刺，也可以加一些揉按的动作以及主动被动姿势的变化，同时加远端穴外关、阳陵泉等穴治疗。

"肺主悲，悲伤肺。"患者悲伤过度时肺气一定受阻，那么会出现肺的气机不利。患者受到情志的刺激，比如某位同学考试不及格，哭得很伤心，喘不过气来，这就是悲伤过度，肺气受损。如果这种情况只是短暂发生，小孩哄一哄就好了，如果是大人长期有这种情况，肝气郁、肺气虚，就会导致情绪问题，肺的气机一定会有阻滞，患者会出现神志恍惚，即所谓的百合病。这时中府就是一个要穴，还要加开四关，或者加膻中，后背会加肝俞、肺俞，同时在头上加一些调整神志的穴，这就是治疗百合病的方法。

操作点睛

临床中一定要注意中府穴的刺法，一定要小心不可深刺。根据历代典籍的记载，中府针刺深度通常是 0.2～0.3 寸，最多 0.5 寸。临床多用斜刺，根据进针的方向、角度和患者的胖瘦来把握，一般是向上和向下两个方向，斜刺深度 0.5～0.8 寸，还是那句话，要根据针刺的角度。这个穴也可以直刺，直刺时要用押手缓缓下按揣穴找到这个穴位，直刺深度 0.1～0.2 寸。因为局部的肌肉和软组织已经被压缩，所以非常浅就可以起作用。或者是在这个地方，还是用押手挤压局部软组织，然后针尖向上或者向下，甚至向内斜刺，这个斜刺的角度比较小，大约 15° 左右，深度为0.5 寸左右。

需要俞募同用的时候，可以让患者坐在椅子上，前面一针，后面一针，先下哪一针不重要，但是要同时运针。在临床中如不做手法，让患者坐在床边，先针背俞穴，平刺，然后让患者躺下，再扎前面的募穴。

回到前面所说的经络的循行，肺经始于中焦，可以说中气或中焦之气上行到达中府穴。此处不仅是肺经的第一个穴，实际上也是经气气机存储和接续的地方。那么中府只是可以治疗肺脏病吗？不全是。知识点就在这儿了。

我原创的"风筝针法"在这里大有可为。临床上可以一只手按压或针刺中府穴，另外一只手按压或针刺中脘穴（也要揣穴），把中脘穴作为源头，一针中脘，一针中府，就称为"放风筝"。让患者缓慢呼吸，大约行针1分钟以后，可以在少商穴再刺一针，有一个引气的作用。当肺脏气机壅滞或者肺经有阻滞时，都可以从经脉的源头和尾端做催气和引气。这种方法实际上属于"迎随"的概念，我称之为"接经引气"，因为肺经起于中焦，中脘是一个很关键的穴位。

中府穴做手法也是很好用的。当治疗肩背痛时，尤其是有肩痛，当然这个部位的肩痛、胸痛往往意味着肺脏有问题，有气实或者气虚。可以在肺经的远端，从大指到前臂找筋结点，用手或者针做松解，在中府穴局部可以做点按揉或一指禅等。手法对于局部的颈肩背痛效果也是非常好的。

思 考

1. 中府穴命名有何深刻含义？举例说明中府的穴名对我们记忆和运用此穴有何帮助？

2. 何为肺经中府穴的正确取法？触诊有何诊断意义？

3. 中府穴主要用于治疗肺经病还是肺脏病？为什么？

4. 肺的本脏病的主要类型是什么？如何治疗？哪两个穴最常用？临床如何加减治疗？

5. 内伤性疾患为何调畅气机尤为重要？如何配穴？常用的补泻方法基于什么理论？

6. 中府穴治疗疾病时是如何应用"风筝针法"的理念的？如何"接经引气"？

7. 中府穴参与治疗百合病的理论根据是什么？如何配穴？

8. 中府穴的针刺要点是什么？

第二讲 尺泽穴（LU5）

定位取穴

尺泽穴的定位是比较容易的，在肘横纹上，肱二头肌腱的桡侧缘凹陷中。只是需要注意一点：不论患者坐位还是卧位，取穴时让患者微微地屈一下肘，在针刺的时候也要这样，肘部保持微屈在针刺时是非常关键的。

尺泽穴的解剖不需要记得很清楚，只需要把它的针刺层次搞清楚就可以。从皮肤到皮下组织，然后下面有肱二头肌远处的肌腱，肱桡肌，再往下浅层有皮神经，深层有桡神经。

功效主治

尺泽穴五行属水。在针灸里面凡是穴位名带"氵"部首，与海、泽等有关系的穴位，多多少少都会和水有关。穴名释义可以参考高式国的《针灸穴名解》，它记载了很多有意思的解释，是我个人比较喜欢的一本书，推荐给大家参阅。

尺泽穴是手太阴肺经的合穴，五输穴里阴经的合穴属水。虽然尺泽穴在肺经上，所谓"经脉所过，主治所及"，可以治疗肺经病，但实际上，只要这个穴位是五输穴之一，就一定是可以治疗脏病的。不只是尺泽穴，所有三阴经及三阳经上的五输穴都可以治疗相应的脏病。

尺泽穴不仅可以治疗肺脏问题，也可以治疗肺经所过之经筋病。

天津中医药大学第一附属医院把尺泽穴作为"醒脑开窍"主穴之一治

疗中风。

临床体会

首先，尺泽穴治疗肺脏病，主要症状有咳嗽、气喘、咽痛、胸胁胀痛等。如果患者是肺燥阴伤，这种类型的咳嗽可以配大椎、复溜、膏肓穴等清肺润燥。

尺泽穴可以治疗咯血，临床辨证主要有肝火炽盛，尺泽可以配中府、肺俞、合谷和少商，还可以用行间穴，一般用泻法，同时少商可以点刺放血。

如果是脾虚湿聚，配丰隆、阴陵泉、内庭、足三里。在与中焦有关的疾病中，尺泽穴对急性的吐泻胃痛有特效。急性的吐泻胃痛，临床用尺泽穴，同时也会用足三里、梁丘等。原因是什么呢？我们在"中府穴"中大概讲过了，肺经是"起于中焦，下络大肠"，尺泽穴又是肺经的子穴，所以这里尺泽穴是主穴，针刺方法可以用泻法或者点刺放血。

其次治疗经筋病，手太阴经筋"上循臂，结肘中，上臑内廉"，如果患者有肘臂挛痛等肘窝部位的经筋失常，都是尺泽穴的主治范围，在临床中也可以结合曲泽、少海一起治疗。因为手三阴经的筋结都是在肘部，就是筋聚在肘部，凡是这一类屈而不伸，肘臂挛急等都可以用到曲泽、尺泽和少海穴治疗。

再次治疗常见的疾病——中风，尺泽穴作为"醒脑开窍"主穴之一。中风如果是中经络，有上肢不遂，尺泽、肩髃都是主穴；如果是中脏腑，中风后遗症的患者，尺泽也非常有效。治疗半身不遂，常规方法都是取阳经穴，而醒脑开窍法是取阴经穴做治疗，临床选用内关、尺泽等这些阴经上的穴位，当然也有用阳经的肩髃、合谷等穴位。

在跟师的时候，廉玉麟老师特意讲过这个穴，我记忆非常深刻。尺泽穴在治疗中风时，一定要观察患者患侧的肌张力。如果肌张力是比较高或者有折刀样的体征，也就是说患者的上肢尤其是肘部和腕部有挛急，这种情况下针刺尺泽穴一定要小心，不能深刺，如果深刺患者的拘挛反而更加严重。我就记得特别清楚，廉老师当时问我们，"碰到这种情况下，你们应该怎么去针尺泽"？大家就都在猜，都在说怎么去针刺，有的说浅刺，有的说还是深刺要用泻法等。最后老师公布答案，说碰到这种情况，尺泽要么就是浅刺，但是浅刺的效果并不是很好，患者的挛急改善并不会很多，而更好的方法应该是在肩髃穴下针，往往手法到位一针这个患者的挛急就会松解下来。

临床中尺泽穴还能够治疗很多其他的疾病，如果你去查文献、查经典，它可以治疗几十种疾病。其实只要掌握临床思维及方法，不需要每个病都去记去想怎么配穴，思路大概有了之后，临床治病就很简单了。

操作点睛

尺泽穴在临床中的针刺方法，一般是直刺。有的书中讲进针 0.5～0.8 寸，有的书会讲是 0.5～1 寸。实际上进针的深度与患者的胖瘦、体型有关系，尺泽穴可以针 0.1～1.5 寸，甚至 2 寸。

针刺时有个小窍门，取穴的时候需要患者微屈肘，但当浅刺的时候，患者可以不用微屈肘，因为在这里本身就有一个很小的弧度，有一个很小的角度。

浅刺大约是进针 0.2 寸的时候，有可能会遇到阻力感，这个阻力感实际上来自肱二头肌腱外面包绕的筋膜，在这里如果四处探寻，有可能就会碰到皮神经，患者就有可能有感传向四处扩散，局部会有酸胀感，但这种酸胀感比较舒适。窍门是在针刺的时候要用针尖缓慢地四处探寻，当然没有必要一定要找皮神经，这种感传在局部扩散有多大呢？有可能扩散 5～10 厘米，有的患者会感觉到前臂或手腕有发麻的感觉，甚至有的患者会在胸部有这种针感。

尺泽穴突破了浅筋膜再往深处刺时，患者的酸胀感有可能会加强，可能是环绕肘部加强，就是阴侧或阳侧都有这种酸胀感，个别人也许会沿经传导，但局部的酸胀会非常强烈。另外有可能刺激到桡神经之后，针感就会向拇、食指放射。当然你会问刺激桡神经是我们需要的吗？一般来说传统的针灸是不需要的，只有在治疗中风、中风后遗症时会用这种刺激神经的方法，这是天津中医药大学第一附属医院的方法。

尺泽穴也可以按照传统的天地人三才法做治疗，在临床中，不仅仅把三才法当作局部的不同层次针刺（面授课我讲到有五个层次），尺泽穴临床所用的"三才法"它不只是局部层次，我们还可以把它进一步扩展，怎么扩展呢？

首先说《金针赋》里讲的就是从初刺到皮肉是天才，刺入肉是人才，如果刺至筋骨间就是地才。实际上就是浅、中、深，这叫三才法。但是在《标幽赋》中说天地人三才，是指百会、璇玑、涌泉，因为这三个穴分别在头、胸、足这几个部位，也就是所谓的三才穴。这种三才的说法，很多人在临床中忽略了，我认为它在临床中是非常有意义的。我在临床中把它扩展了很多，百会应天气，涌泉接地气，璇玑在胸应人气，主神。这就是另外的一种三才法的说法，这几个穴也叫三才穴。

三才穴能够扩展很多，我以前给大家讲过狭义三焦的针刺方法，有膻中、中脘、下焦的气海或者关元，就是在下丹田取穴，实际上也叫三才法。尺泽这个穴，在临床中可以把它变通一下，比如说治疗上肢疾病，可以把合谷、尺泽和肩髃变成三才法的应用。你会问尺泽可以用曲池代替吗？当然可以。我在面授二期"张力针"课程里给大家讲过尺泽穴和曲池穴张力牵引针的同时应用，加强了局部的作用，同时还有表里经合穴的相配，实际上这是另外一个三才法的应用。

临床中不需要对穴性考虑得太多，只是根据经络分段，分成天、人、地，要这个天、人、地干什么呢？中府穴里讲过了"风筝针法"，用天、人、地三才，可以用在很多不同的地方，做什么呢？——"放风筝"，让这几个穴互相感应。

思 考

1. 针灸穴位的命名中与"水"有关的穴位通常有何特点？

2. 尺泽的取穴定位及针刺时有何特别注意事项？

3. 尺泽穴通常可治疗哪几个类型的疾病？哪种类型需用泻法或点刺放血？

4. 尺泽是治疗哪种急性病的特效穴？其机理为何？

5. 临床中肘臂挛痛、屈而不伸通常如何配穴？为什么？

6. 尺泽在中风中脏腑的治疗中有何特殊疗效？高肌张力的中风患者针刺尺泽的注意事项是什么？哪个穴位是缓解肘部痉挛的首选？

7. 针刺尺泽穴的不同层次时会引起怎样的感传？为什么？

8.《金针赋》及《标幽赋》论及的"三才法"有何不同？何为所谓的"三才穴"？针刺尺泽时如何变通应用"三才法"？

第三讲 列缺穴（LU7）

定位取穴

列缺的定位在桡骨茎突上方，腕横纹上 1.5 寸。在临床中，我们不是真正按照 1.5 寸去取穴，因为它的实际位置有可能与 1.5 寸不契合。大家常用的简便取穴法，就是两手虎口自然交叉，一手食指按在另一手的桡骨茎突上，指尖下凹陷是穴。重点是"指尖下凹陷是穴"，就是说需要在桡骨茎突处，大约在腕横纹上 1.5 寸，上下可能是 0.2、0.3 寸这个范围内，用食指指甲在桡骨茎突上轻轻推按，找到小的凹陷，就是列缺穴。

功效主治

1. 主要作用

（1）宣肺、解表、益气、理气、降气，既可以治疗内伤，又可以治疗外感，如头痛、咳嗽、气喘等。

（2）通调任脉，利水通淋，治疗急性风疹或者风水浮肿。

（3）通经活络，治疗经筋病，如肩臂疼痛、手指麻木。

2. 作用机理 肺有宣发、肃降和治节的作用；络穴有枢纽、开关的作用。列缺是手太阴肺经的络穴，络手阳明大肠经，它既可以治疗肺经的咳嗽喘息，又可以通过手阳明大肠经治疗头项部的疾患以及如齿痛等循经的疾患。列缺属于肺经，接天气的，又络手阳明大肠经，可以接续足阳明胃经，和脾胃建立联系，就是说它也接地气。所以说列缺穴可以接天气和地气，是天气和地气的枢纽。明白了这一点，治疗就清楚了。临床中常用的列缺配丰隆，都是络穴，可以健脾利湿，宣肺化痰。比如患者有腹痛、泄泻类疾病，就可以用列缺和丰隆相配。

列缺可以治疗内伤病，是因为内脏病的传导一般是从经到络，由内伤因素引起的慢性疾病，可以理解成初病在经，久病在络，所以一些慢性疾病也是可以取相关的络穴治疗，这时候就用到了原络配穴。当然原络配穴可以是本经的原络配穴，也可以是表里经的原络配穴。大家不妨思考一下，本经的原络配穴和表里经的原络配穴的区别是什么？

八脉交会穴中列缺和照海这一对配伍，交于任脉和阴跷脉，主要作用于肺系及胸、膈、喉咙。我相信列缺、照海相配大家很熟悉，临床应用最多的就是治疗阴虚火旺的喉咙疾病。实际在临床中，容易忽略的就是列缺和任脉有关。列缺通调任脉，一般治疗任脉虚弱所致的泌尿系疾病、下焦湿热类疾病、虚热或者是湿热等，这也是治疗膀胱方面疾病的另外一个思路。举例来说，患者有尿痛尿急，排尿困难，像慢性前列腺炎等，列缺是一个非常好的配穴，这个配穴取的是"金生水"的意思。

临床体会

很多书上都会写这个穴，你们可以找到很多很多的配穴，但我个人来说，在学列缺穴和在临床上用时，不需要把它想得太复杂，越是这种大穴越要把思路搞清楚，思路要清晰，配穴、下针要简约，至少自己心里明白。

实际上我们应该记住的是它是络穴，又是八脉交会穴，有宣发、肃降和治节的作用。就是说它是一个交会点，可以上，也可以下，如同枢纽般的作用。我再强调一下重点，列缺像一个开关、一个阀门、一个调节器一样，可以主宣发、肃降、治节。

操作点睛

　　列缺可以治疗头痛、项强，《四总穴歌》言"头项寻列缺"，列缺是络穴，络手阳明大肠经，手阳明大肠经循行头面，另外手太阴肺经的经别也上头。列缺治疗头痛，或者治疗咽喉肿痛，甚至感冒、咳嗽、气喘，临床上要讲究针法，就是可以有"一透"和"二透"。什么意思呢？列缺这个穴可以针出五个不同的层次，"一透""二透"最主要的要针皮肤表面，皮下（也就是浅筋膜）。首先针刺列缺穴针尖朝上，30º～45º的时候，把针"按"在列缺上面，注意体会"按"这个感觉，然后轻轻地施加压力，让针极其缓慢地去透皮。透皮后，不要再往深处走，就是在刚刚入皮的地方做缓缓的捻针动作，要持续半分钟到1分钟；然后再把针往深处刺，0.2寸左右，或是0.1～0.2寸，就是到浅筋膜表面，然后需要再缓缓地做捻转。这个过程需要持续1～2分钟，同时要让患者做深呼吸，缓慢地吸气和呼气。

　　如果头痛是主症，可以加风府或风池，可以先后去行针，也可以双手"放风筝"。如果是咽喉肿痛、口燥咽干等咽喉病，可以加照海，上下相配，照海可以左配右、右配左，这就是所谓的"开八法"放风筝。如患者有腹痛、泄泻一类的问题，可以针列缺和丰隆，针列缺和丰隆的手法是一样的，但是要求缓缓地行针，针下辨气。假如患者有皮肤病，举例来说，急性风疹或说风水浮肿，这种情况下用列缺配蠡沟，可以再加上曲池、风门、合谷。列缺配蠡沟就是"金木交互"针法的一种，尤其患者有肺郁、肝郁，有胃气不行，肺气不宣等问题时，这就是非常好的针法互用。

　　列缺治疗经筋病，患者有肩臂疼痛、手指麻木、有上肢的问题时，都可以用列缺穴。在做刺法时，除了要刺到它的第二层，也就是筋膜层以外，还有可能会要再往下刺，要刺激到桡神经的浅支。举个例子来说，治疗"妈妈手"，就需要在局部做柔和的、密集的、小范围的点刺，也就是雀啄法。我在用针灸治疗这种疾病时，往往要加上一些推拿的手法去治疗，就是一个推挤拉伸的动作就可以。

思　考

1. 在临床中列缺穴最简便和有效的取穴法是怎样的？

2. 列缺的主要功能是什么？它的功能是通过与哪些经脉相连相通来完成的？

3. 列缺穴是如何主治节的？其接续天地二气、沟通上下的枢纽作用在临床中有何实际意义？

4. 列缺穴与何穴相配以达健脾利湿、宣肺化痰的目的？为什么？

5. 临床中如何进行原络配穴？本经原络配穴和表里经的原络配穴有何不同？

6. 列缺作为八脉交会穴之一临床主要针对哪些病证？在治疗泌尿系疾病时配列缺的意义是什么？

7. 四总穴中"头项循列缺"背后的机理是什么？列缺治疗头痛为主症或咽干咽痛的咽喉病时如何配穴？如何行手法？

8. 列缺刺法的"一透""二透"是为何种病证而设的？如何行手法？患者应如何配合？

9. 列缺与哪个穴互用可以有效地治疗肺肝气郁、肺气不宣、胃气不行之证？

10. 列缺与何穴相配为治疗急性风疹所谓的"金木交互"针法？

11. 列缺穴在治疗经筋病时刺法上有何特殊注意事项？临床治疗"妈妈手"时应用怎样特殊的针刺手法？

第四讲 太渊穴（LU9）

定位取穴

太渊的定位不难，在掌后第一横纹摸到桡动脉跳动处，桡侧凹陷取穴。一般来说针刺方法是推开桡动脉直刺 0.2 ～ 0.5 寸或者 0.3 ～ 0.5 寸，患者局部会有麻胀感。但是太渊穴这么刺，实际上会错过很多东西。

功效主治

太，是大的意思；渊，是深的意思。这个穴要和肺的功能相联系。阳经有原穴，阴经没有原穴，而是以输为原。临床中阴经的原穴和阳经的原穴用法是有区别的，以后内难针法课再给大家解释。在理解太渊的功能和临床应用时，要与肺经和肺脏挂钩，也就是要知道肺的功能是什么，肺朝百脉，主气、司呼吸等，肺有宣降、治节的功能，记住这些内容，然后再去理解太渊。

太渊在操作上可补可泻，治疗肺脏病或者肺经病以及与肺相关的疾病，如感冒、咳嗽气喘、胸背痛、上肢疼痛等。心、肺同属上焦，气和血关系密切，所以太渊还可以治疗心悸、心痛、无脉症等一系列的疾病。

在临床中，用太渊调气机，大家可能用得不多。这里有一个非常好用的方子，就是太渊加人迎，可配气海和膻中，治疗气机方面的疾病。大家考虑一下，有气机方面的疾病，在什么情况下用这个方子，这个方子和开四关的区别是什么？在临床中治疗心悸、心痛、无脉症，就是用太渊、人迎作为主穴。至于治疗局部的手腕疼痛、肘臂疼痛、上肢的问题，基本上我不会用太渊这个穴，因为有其他更好的选择，这个时候不要强行要求用太渊。如果想搞明白为什么要这样配伍，可以再去查查古籍文献，深入学习研究一下。

临床体会

在临床中，以太渊为主穴治疗临床常见疾病时，一定要记住与肺的功能联系，也就是调整呼吸、气机的方面，临证中配穴就迎刃而解。举例来说，治疗外感病，可以太渊配列缺，加合谷或曲池、大椎、肺俞等；肺气虚，可以太渊加肺俞，再加足三里；脾肺两虚，再加上脾俞；假如需要通利鼻窍，可以太渊加局部穴位，上星、通天、迎香、风池、合谷等；肺阴亏虚，可以用太渊加肺俞、鱼际、复溜；心肾不交，大家可能用得比较多的是复溜配阴郄，实际上因为心肺同属上焦，气血关系密切，还可以用太渊、神门和太溪，以及肺俞、心俞、肾俞治疗。

操作点睛

太渊这个穴是可补可泻的，不要只是把它理解成肺经的输穴、原穴，五行属土，土生金，是原穴又是母穴，所以只能用补法，其实不是这样的。一般的治疗方法就是补法、泻法以及平补平泻。大家要记住一个概念，所谓的平补平泻不是把针扎上，什么都不做，而是补和泻的结合，只不过补法和泻法相对平衡，这才是真正的平补平泻。

下面着重说说个人理解的太渊穴的临床特殊刺法。一般来说太渊是推开桡动脉直刺 0.3～0.5 寸。这太笼统太简单，对临床帮助不大，因为刺法占临床的比重是非常大的。现在院校、中医培训的教学，大多着重如何选穴配穴，在刺法方面没有下足功夫。当然刺法也不能简单按照书上描写的传统的补泻手法去做，因为也不是非常准确实用。有些技法非常好，但是很多人不够理解，应用时想起来就用，想不起来就什么都不用，自己也不是太明白。

太渊穴要结合我以前讲过的"针下辨气"和"揣穴触诊"两课的内容使用，内容比较多，大家可以反复听，进一步学习研究。

太渊穴的刺法，"打穴"是第一步。打穴就是为了感觉太渊穴局部气血的盛衰。怎么打呢？就是轻轻地打，可以用食指在太渊这个部位轻轻地敲击。打穴时可以触摸吗？当然可以！打穴的力度是很轻的，打下去后，会有一个反弹力，根据这个反弹力判断局部这个穴本身气血的盛衰，也就是进一步了解这个穴的穴性。这个穴性和书本上讲的穴性是不一样的概念，这里的穴性是要判断此时此刻气血的盛衰。

《素问·五脏生成》言，"诸血者皆属于心，诸气者皆属于肺"。我们可以通过手下的感觉判断太渊的穴性，判断局部气血的盛衰。太渊穴往大讲，就是脉诊里的左寸和右寸。太渊这个穴紧挨着桡动脉，它和寸关尺的寸部极其接近，接近到触手可及，就是紧挨着，太渊就在寸部，那它多多少少就会有寸脉的性，就是说左边太渊的性质更接近心血，右边太渊的性质更接近肺气，但不要认为很明显，只是有偏重。也就是说，在治疗时，左边的太渊倾向于"阴"的性质，右边的太渊倾向于"阳"的性质。

"渊"有"深水""潭"的意思，太渊，非常深的水潭。"肺朝百脉"，寸口脉就是十二经经气聚集的地方，太渊是脉会，在脉诊里已经学习很多了，想深入学习可以再去查查古籍文献等。渊，深水潭，深水潭里有什么呢？古人有非常美丽的词汇，"潜龙在渊""或跃在渊""无咎"等，意思是太渊这个穴可以会聚气血，可以隐藏很多很深的东西在里面，但是同时它也时刻准备着可以跃出水面。说到这里，可能有人就迷惑了，这是什么意思？意思就是说要根据患者的全身情况及病情去判断，判断什么呢？往小处说，是太渊穴，往大处说，就是寸口脉，分别对应不同的脏腑气血。现在只是说太渊穴，通过太渊穴，再和全身的状态做联系和比较，就是分析局部的"象"和整体的"相"是相合的还是相悖的。这样说，太渊就有了诊断意义了，就是说太渊是具有诊断和治疗双重意义的一个非常重要的大穴。一旦判断清楚后，就可以做具体针刺了。

第一步判断清楚后，就可以进行第二步。第二步是把太渊分成两层去做针刺。不用管我之前讲的形、气、脏、精、空五个层次，在这里就只是分成两层，当然分成三层也可以，但我个人认为太渊针刺时，分成两层足够了。经络之气就是真气，营卫气的组成，源于中气与元气。营卫为精化气而成，水谷精微化生为营气，元精化生为卫气。营卫之气时时刻刻在身体各部位，可能层次不同，各有特点，互相纠缠、伴行，同时在伴行过程中进行着能量和信息的交换。营卫气都是正气，又和肺关系极其密切，两层就是指浅层卫气层和深层营气层。层次出来了，应该如何针刺呢？

《难经·七十一难》言："针阳者，卧针而刺之。"就是说如果想在卫气层针刺时，卫分在浅层，就应该沿皮横刺，这样就不会损伤稍微深一点的营气层。但仅仅是沿皮横刺够吗？不够。在这里应该怎么针呢？应该正常入针，可快可慢。但又有一个问题，什么时候快什么时候慢？这个问题你们自己思考一下。入针以后，说是横刺，但实际属于斜刺，入针非常表浅，进针0.1寸，把针轻轻向上挑起来，造空间。"造空间"是我原创的针法概念，很多人都在提空间，但造空间是另外一个概念，欢迎大家引用和使用，注明出处就好。回到太渊，把针轻轻向上挑起来后，针下就形成了一个很小的空间，也就是空隙，这时意守针下，感觉卫气。怎样去调动它？这里可以参考我之前讲的"针下辨气"，一会再往细里讲，这就是卫气层的刺法。

针营气层，刺营分，刺多深呢？突破了卫气层的1分，进到0.2～0.3寸的位置，一般不超过这个深度。《难经·七十一难》载："刺阴者，先以左手摄按所针荣俞之处，气散乃内针。"这段强调了押手和刺手要配合针刺。假定左手为押手，右手为刺手，左手手指尖轻轻推按穴位，不要使劲，在指甲旁沿指甲刺入即可，就是古人所说"刺荣无伤卫"。在针刺时，这里不应该直刺，而是大约45°角的斜刺，教科书上刺的层次实际上少了一层，没有涉及卫气层。

针刺卫气层和营气层有多重要？在别的地方可能没这么重要，在太渊穴太重要了！尤其是针对上焦疾病、心肺疾病。这里还有其他的知识点，比如针之"阳下之曰补，阴上之曰泻"，阴阳的层次、补泻的转换等。随机转换是重点，如果转换成功，可以使内外之气条达通畅。

太渊穴的刺法有更深层次的意义，要在太渊穴扎出感觉，扎出情怀，扎出中医所说的真正的"意"，要扎出六经十二脉的感觉，要扎出整个的"意、气、精、神"的内涵。这是什么意思呢？刚才讲过，在穴上扎针时要"造空间"，还要在脑中构建一个立体的图画，包含着"意、气、精、神"的图画。要想扎出这种感觉，只是想，只是有情怀是不行的，只是脑中有一个构象也是不够的，必须先要通过理解必要的知识点才能让我们有相关的构想，而不是白日梦想。那需要对什么有理解呢？就是"肺朝百脉"。

张志聪说："百脉之经气，总归于大经，经气归于肺，是以百脉之气，皆朝会于肺也。"其中"朝会"是关键。"脉气流经，经气归于肺，肺朝百脉，输精于皮毛"（《素问·经脉别论》)，肺朝百脉就是肺朝百脉之气，经过后天脾胃的运化，把肺、脾胃、皮毛、经脉的关系联系在一起了。肺朝百脉之气的重点就是肺主一身之气，可以调节全身气机。太渊是脉会、肺经的原穴，又是母穴，是肺经非常重要的枢纽，或者说是肺脏的一个小的投影，称之为"象"。这个投影或者说是缩影非常重要，和气机、肺主一身之气密切相关。《素问·五脏生成》载："诸气者皆属于肺，此四支八溪之朝夕也。"朝夕就是潮汐，即呼吸。"观想"非常重要，"观想"的概念在中医、针灸的治疗里本身就是特别重要的，尤其是涉及气机、经络时极其重要。

刚才说到要有一个构想，要理解肺朝百脉之气，所有这些都是做铺垫，要表达的就是，针刺太渊时，要立意，要观想。一定要记住，为了调气机，要加上患者的呼吸，这个呼吸就像大海的潮汐一样。大海的潮汐这句话的源头来自《素问》，我在这里只是引用。也就是说"肺朝百脉"的真实含义是指针刺太渊时一定要加上呼吸，因为肺主治节，呼吸影响治节，气的升降出入都是通过呼吸来完成的。

呼吸是最基本的调节气机的方式，临床最简单有效调节气机的方法就是调整呼吸。潮汐受到日月、温度、地形、天气等的影响，针刺的时候也要考虑哪些因素会影响呼吸，如频率、节奏、长短、深浅等都会影响呼吸，所以刺法一定要结合呼吸。关于结合呼吸，我们首先要有一个概念，这个概念还是从经典里来的，《难经·一难》言："人一呼脉行三寸，一吸脉行三寸，呼吸定息，脉行六寸……"所以针刺太渊穴（这里说的是太渊，实际上不只是太渊穴，有很多地方都可以用）时，要有定息的概念，针到某一层次后，需要三息、六息、七息、九息、十二息、十四息、二十八息、三十六息等，里面都有一定的讲究。

到这太渊穴的刺法还没有结束，只是有立意，还不能说有情怀。针灸人做到一定程度，境界达到一定程度，一定是有情怀的。这个情怀就是针灸的针对气血神机的掌控，是通过神和意去解决的，通过神和意调节气机，就是"气道针意"。要想掌控气血神机，要和潮汐相合，要有定息，针刺一个穴，要做到入静、忘我、凝神。手下或心里，对针意凝聚，可以细微感知，这与"寂然不动，感而遂通"的意思是一样的。"易无思也，无为也，寂然不动，感而遂通天下之故。"（《易·系辞上》）

也许有人问，你扎一个穴，有这么费劲吗？这要看你怎样去治病，治什么样的病，想要做一个什么样的医生。在临床里，可以给患者快餐，我讲过很多快餐针法，想偷懒或者自己觉得累了，可以用刘氏头针，刘氏头针Ⅰ的内容就是快餐型，刘氏头针Ⅱ的内容就与气道针意、神机化生、凝神聚意有关了。头针Ⅰ当然肯定也有关，但没有这么大的关系。

所谓情怀，我觉得大家都是有追求的文化人，就是要有一种情怀。不知道你们有没有这种体会，应该很多人和我有共鸣。在针刺时，或者在为患者治疗时，或者在做一件自己特别喜欢的事情时，这种情怀应该是油然而生，我们心里可以有很多观想或者说很多观相，可以有"海上生明月""大雪压青松"的不同境界不同画面的转换，也可以有"春风拂人面""花开千万家"的兴致。拥有这种情怀、意象，针灸在我们手中就能如行云流水，酣畅淋漓，也可以如老僧入定，庄严肃穆。这个时候，再去抓气机神机，既可以快，又可以慢，可以动静交替转换；心意的转换，也可以在一瞬间，一瞬间就可以春雷万里。抓住了神机，就是掌控住了气机升降出入的开关——太渊穴就是开关穴，是枢纽。这样针刺，就可以沟通患者的内外两座洞天，包括患者（内界），也包括医生（外界）。这种体会可以由外向内，也可以由内及外，层层递进转换，可以内连黄庭魂魄，外接日月星辰，就可以天人合一、内外合一、阴阳平衡。如果针刺能到这个境界，你就算是一个真正有中医情怀的人，当然这是我个人的理解，以后大家再往深处讨论。

今天讲了很多内容，我个人觉得很重要，我们不是只做个针灸匠，而要把针灸当作艺术来做，怀着一种独特的情怀去做，这样再去做临床时，手中的针会有不一样的感觉，希望大家多多体会。

思　考

1. 太渊穴命名的含义是什么？何言太渊穴是个不易理解且不易用的大穴？

2. 你是如何理解太渊穴的"潜藏"和"腾跃"的特征的？此特征对临床有何诊疗的意义？

3. 在临床上阴经和阳经的原穴（阴经以输代原）的功能有何异同？

4. 理解和记忆太渊穴的功能及临床意义的捷径是什么？

5. 太渊穴为什么既可补又可泻？其他阴经的原穴在补泻方法上也与太渊穴相同吗？

6. 简述临床中谈及的"平补平泻"的概念是什么？

7. 太渊穴的主治功效是什么？如何配穴？

8. 太渊穴基于何机理可变通治疗与"心肾不交"病机相关的病证？如何配穴？

9. 太渊穴通常配哪些穴治疗胸闷、心悸及无脉症？此法的调畅气机与"开四关"的调畅气机有何区别？

10. 用何特殊方法探查太渊穴的气血盛衰？左右太渊穴所主有何侧重？如何结合临床应用此理念？

11. 临床中太渊穴针刺的层次通常应掌握几层？为什么？具体如何操作？

12. 如何理解《难经·七十一难》所云"针阳者，卧针而刺之；刺阴者，先以左手摄按所针荣俞之处，气散乃内针。是谓刺荣无伤卫，刺卫无伤荣也"？

13. 在太渊穴针刺卫气层和营气层的意义何在？对治疗何种疾病是非常重要的？

14. 如何理解"阳下之曰补，阴上之曰泻"的阴阳转换？目的是什么？

15. 为什么说针刺太渊穴是以内外之气调和、阴阳之平衡为重点的？

16. 如何理解在太渊穴要针出"意"的感觉？要针出"六经十二脉"的感觉？要针出整个的"意、气、精、神"的境界？

17. 何言太渊穴是肺经上的重要枢纽？是通过什么来体现的？是如何来调节全身气机的？

18. 针刺太渊穴时为什么配合呼吸是必不可少的？背后的机理是什么？

19. 针刺太渊穴时如何达到内外合一、阴阳平衡、天人合一的至高境界？

手阳明大肠经

第五讲　合谷穴（LI4）

定位取穴

合谷穴一般定位在第二掌骨桡侧中点，附近有几个平常用得很多的穴，如灵骨、大白等穴以及第二掌骨的全息穴。穴位是活的，不是一个点，而是一个小的立体空间，所以在做针刺时，进针点不是特别重要，关键是针尖的位置在哪里。通常你选了第二掌骨中点为进针点时，离第二掌骨越近针感就会越强。

如果是在卫气层治疗的时候，合谷穴的定位可以在第二掌骨中点再往远端一点，针刺更容易取得全身性的针感。而在治疗内脏病时，要往深处刺，在第一、二掌骨交界的地方，或者是离此处较近的地方下针，作用会更强。

功效主治

合，《针灸穴名解》认为是会聚的意思；谷，《素问·气穴论》记载"肉之大会为谷"。也就是说这里是肌肉比较厚实的地方，肌肉厚实就意味气血丰盛。合谷稍微往外一点，叫虎口穴，虎口属风木也，它是气口，气之所聚。总之，合谷是肌肉厚实的地方，气血丰盛。

1. 主要作用

（1）调畅气机，治疗气机出入失常的疾病，如咳嗽、气短、胸闷、呃逆、腹胀等。

（2）治疗肺卫的气分病，最常见的是风寒表实，患者有恶寒、发热、头项强痛、无汗、尺寸皆浮等。

（3）调卫气，开四关，治疗周身痛。

（4）治疗中风，脱证或者是实热闭塞之证等都可以用合谷。

2. 作用机理 合谷穴需要掌握的是它和气有关，是气机出入的地方。凡是临床当中，遇到气机出入失常的患者，比如咳嗽、气短、胸闷、呃逆、腹胀等，都可以用合谷治疗。和气的运动有关的所有疾病都可以用合谷治疗。临床当中，可以补合谷也可以泻合谷，但是合谷穴最主要的作用就是行气通气。

临床体会

说到行气通气，大家一定会想到开四关，就是合谷、太冲（各两穴）。实际上对"四关"是有争议的，徐凤说："四关者，五脏有六腑，六腑有十二原，十二原出于四关，太冲、合谷是也。"但是后代有很多医家都说四关是四个部位，是指手、肘、足、膝这四个部位。我个人觉得到底是肘膝还是用合谷、太冲作为四关并不是很重要。我这里讲的开四关，就是讲合谷、太冲，在临床当中"四关"只是一个名字，理解了之后可以用在很多地方。我一直在讲学习针灸不要去学一招一式，要学什么呢？要学思维思路，思路有了之后，就会变成自己的东西，临证更得心应手。

操作点睛

合谷的功用大家都很熟悉，我们主要讲刺法，讲怎么做、如何刺。《灵枢·刺节真邪》中说："用针之类，在于调气。气积于胃，以通营卫，各行其道……"合谷和气有极其密切的关系，我个人认为，全身第一大气穴可以说是合谷；当然有人会说是膻中，或是气海。根据刺的方法，患者的病情，身体的状态，刺激的方式、深度、刺激量、补泻程度，留针，手法等，对这个穴有不同的理解，各种因素加在一起，是非常复杂的一个穴。现在我会把这个穴的刺法简要地讲一遍，全部掌握了合谷穴的刺法以后，身体上很多穴位的刺法基本上可以照葫芦画瓢了，虽然每一个穴的穴性不同，但大概刺法会差不多。

合谷穴的解剖并不复杂，足三里穴可以刺出四种不同的感受，而合谷穴从解剖上来讲，一般两种即可。首先说明我给大家说的刺法是浅、中、深，这是一个很重要的概念，对应的是天、人、地，但是天人地本身就是一个模糊的概念。三才只是从古时候到现在，在书里、经典里大家耳熟能详的一个说法，实际在临床中可以分四层，甚至说得稍微玄一点，可以分五层，面授课提到的原创概念：神、卫、营、脏、精，我一般不讲神这一层，只讲四层。

1. 浅刺 合谷穴的刺法，从深度来讲比较易学，先讲浅刺。浅刺实际上是在卫这个层次进针，0.1 ～ 0.2 寸，最多不超过 0.3 寸。

在这个地方扎有几个含义：首先，这是治疗肺卫的气分病，最常见的是风寒表实，患者有恶寒、发热、头项强痛、无汗、尺寸皆浮等。这种病，病在浅表，就需要浅刺。平常患者有风寒表证或者风热等，需要用合谷和复溜。无汗补合谷、泻复溜，汗多补复溜、泻合谷。实际在刺这两个穴时，合谷这个穴，补也好，泻也好，都要浅刺，我相信很多人在临床中都不是很注意这一点，一定要浅刺。

其次，从这里又引出一个问题，四总穴歌里说"面口合谷收"，合谷是治疗面部疾病的第一要穴（第二要穴是风池）。"面口合谷收"实际上有两个意思：

当面部需要清热解表时，面部孔窍比较多，孔窍就是气机出入的通路，孔窍也是津液聚集的地方，眼睛有眼泪、鼻子有鼻涕、口有唾液等，津液必须要有气的推动才可以散布，就是说调节津液的疏布，是通过调节气机的出入起作用的。当有表证的时候，注意要浅刺，虽然是调节津液，但必须要用浅刺取效。

"面口合谷收"还有另外一个意思，当患者有牙疼、面瘫时，往更深一层和津液的关系不是很大的时候，针刺合谷就应该要用"青龙摆尾"这个手法。大家应该都知道青龙摆尾的具体操作方法，关键是患者要有一个意守，医者也有一个意守，让医者的意和患者的意要合而为一。举例来说，治疗颞下颌关节功能紊乱的患者时，一定要做轻轻的张口闭口，争取把气从营调到卫，然后再疏散到头面，这个时候患者可能会有面颊部发热的感觉。治疗牙痛、颞下颌关节功能紊乱等疾病，什么是得气呢？不是局部在手上扎了半天患者觉得酸麻重胀、龇牙咧嘴，真正的得气应该是局部有微微发热的感觉。大家注意一下细节，一定要把气从营调到卫，然后再输送上去，这个时候，患者才会有发热的感觉。如果你一下子就进针到0.5寸或0.8寸，然后捻转提插等，患者可能会因为疼，身体出现发热、出汗等，这和真正的这里需要的得气是两回事儿。这样对治疗疾病并不起作用，或者说并不起很大的作用。

我们接着说浅刺，浅刺在卫气层，实际上就是调卫气。合谷穴，因为和气机有关系，是全身最重要的镇痛穴之一，不管身体哪个部位疼痛，扎合谷穴一般都会起作用。那么是通过什么起作用呢？我觉得有非常多的临床医生没有意识到这一点，实际上是通过调卫气起作用的。大家都知道开四关可以治疗疼痛、失眠、神志方面的疾病，其中开四关治疗疼痛的主穴实际上还是合谷穴，因为合谷穴是气穴，气行了经络通了，患者就不痛了，就是"不通则痛，通则不痛"。

卫气大家也都非常熟悉了，"卫气者，所以温分肉，充皮肤，肥腠理，司开阖者也"（《灵枢·本脏》），"卫者，水谷之悍气也，其气慓疾滑利"（《素问·痹论》）。卫气和三焦的关系又特别密切，临床上有狭义三焦和广义的大三焦的概念。合谷这一个穴，可以把全身的气机调动起来，因为三焦是气和津液的通路。在临床中，可以用支沟穴、内关穴、外关穴、阳池穴去调动三焦；实际上针法练好了，用合谷这一个穴就可以了。

再强调一遍，用合谷调卫气，治疗全身性的疼痛，一定要浅刺，

0.1～0.2寸左右，这个非常关键。大家要了解卫气的性质，所谓"营行脉中，卫行脉外"，卫气不仅是在浅层，也可以往深处走，但是绝大多数情况下是在浅层。"温分肉，充皮肤，肥腠理，司开阖"这段话，把卫气的功能说得很清楚了，掌握了这个功能，通过合谷去调卫气，就可以治疗一系列的疾病，比如有汗无汗、疼痛、各种急性病证等，都可以用合谷穴治疗。

针刺合谷穴调卫气，第一要浅刺，第二一定要缓慢，不管是提插还是捻转，要旨是一定要缓慢。也许有人问这么浅可以提插捻转吗？可以，以后再详细讲如何操作，现在记住要点是一定要缓慢！只有缓慢，才可以聚精会神，才可以在气、甚至神的层面上和患者有沟通。

治疗时有几个层面，不是讲上工、中工、下工，而是讲治病层面，就是说可以在形的层面、气的层面、意的层面以及神的层面做文章。形、气、意、神这几个层面，可以放在一起做，不是分开的。当然如果是治疗局部病、筋结病、经筋病，某些医生比较注重解剖、结构，可能对意和神，甚至气理解得不够深刻。解剖和结构的层面是在形的层面治病，我不是说谁高谁低，也不去评论别人，这只是个人理解和习惯不同，我个人的建议是大家至少对"形"和"气"这两个方面有一个深刻的认识。在形和气的层面，怎么认识"形"，怎么认识"气"，以后有机会可以细讲。其实"意"和"神"后面还有一个层面，第五层面，我现在不能讲，讲了之后，可能会有人觉得难以理解。那么"意"和"神"，大家也可以考虑一下，在气、意、神阶段，一定要有意守，有呼吸，或者是有导引在里面。

再回到卫气，第一是浅，第二是缓慢。大家记住一点，不只是在合谷穴，在身体上别的大穴，如果想引动全身的反应，一般来说就是要扎浅层，通过卫气调节全身气机。大家不要小看浅刺、卫气层，因为"阳受气于四末，阴受气于五脏"（《灵枢·终始》），这句话告诉了我们经脉、营气和卫气的大概意思，这是一个非常重要的知识点，知道这点，后面治病的指导方针也就出来了。

2. 中刺——开四关的刺法　开四关，大家粗略了解它是一上一下、一左一右，实际上是两上两下、两左两右。合谷、太冲，一个是手上的穴，一个是足上的穴，就是一阴一阳，一气一血，属于一脏一腑，包含了气机的升降出入，就是左升右降和上下出入的问题。出入实际上是指接天气和地气。

如果是练习气功的人就会知道真正接天气和地气的穴是劳宫和涌泉，但是合谷和太冲也可以起到类似的作用，即交通阴阳、交通天地。开四关包含了阴阳交合和左升右降的问题在里面。

怎么样扎四关是一个重要问题。大家都知道开四关，也理解这个概念，但很少有人谈怎么扎四关。开四关怎么操作呢？因为合谷穴是接收天气的，扎合谷穴时，还是要浅刺或浅中刺。但是太冲穴，就要扎到营部，因为太冲穴，属足厥阴肝经，是接阴血的地方，就需要往深处扎一点，深有多深呢？其实也不是很深，0.5 寸左右。合谷穴，如果让它交通天地的作用强一点，也不一定一味浅刺，可以先扎到中部，也就是人部，进针大约 0.5 ～ 0.6 寸，或者是到 0.8 寸，最多不要超过 0.8 寸，然后往回退，退到浅层，再在浅层用手法行针，这个手法是变异的赤凤迎源的手法，把气调动上来之后，有一个飞散的作用。太冲在临床中还要根据患者不同的病情，需要考虑方向问题。

合谷在临床当中，如果是调阴血，尤其是下部或者是治疗妇科疾病的时候，最主要一个配穴是三阴交。

3. 深刺　在合谷穴代表两个作用。

第一是局部，比如患者的手有疼痛发麻、挛痛不伸的问题，可以合谷透后溪穴，这在现在的临床当中用得并不是很多，因为北美患者比较怕痛，很多时候接受不了。可以用变异的针法，合谷透向后溪，后溪再透向合谷，两根针对刺，这纯属于在形的层面上的针刺方法。

另一个作用是用合谷穴治疗中风，"回阳九针"中合谷穴很重要。中风的患者，有脱证或者是实热闭塞之证等都可以用合谷，这个时候合谷也需要透刺，透向劳宫穴，劳宫穴可以清降心火。

合谷透劳宫在临床中非常有意义。比如治疗失眠有很多方法，当这些方法都不起作用的时候，就可以用劳宫、涌泉这个组合治疗，基本上很快可以见效。可是劳宫、涌泉也有一个患者的耐受性问题。在治疗患者失眠甚至有焦虑症的时候，可以用合谷透劳宫，太冲透涌泉，这样就温和了一些，虽然不如直接扎劳宫和涌泉起效快，但在治疗失眠和焦虑症的时候，效果也是非常好，这就是镇静安神的作用。

4. 变异合谷刺 《灵枢》里讲的合谷刺就是所谓的"鸡爪刺"，实际上"鸡爪刺"在合谷穴并不是很常用，可以用变异的合谷刺。基本上治疗局部病不需要用合谷刺，可是可以用变异的合谷刺治疗全身性的疼痛，也是三针。

合谷刺，一般来说都是直刺进针，可是在治疗面瘫，在阳白穴做合谷刺的时候，就是平刺。在膻中合谷刺治疗经前综合征也是平刺，可以一根针走三个方向，也可以用三根针。

变异的合谷刺怎么扎呢？还是选合谷穴，但是入针点稍微往第一掌骨这边靠，然后可以进三根针，基本上属于皮下，平刺的范畴。三根针分别朝向三间的位置，朝向第二掌骨中点的位置，朝向第二掌骨基底的位置。思路就是第二掌骨全息的针刺方法，可以治疗全身性的疾病。当患者出现全身性的劳累不适，特别是长期的慢性劳累，全身性的疼痛，像纤维肌痛这种病等，就可以用这个方法针刺，通过"一穴应全身"解决周身性的疼痛疾病。

思　考

1. 合谷穴是如何命名的？合谷穴处的肌肉丰满意味着什么？经典中有何相关论述？

2. 虎口的五行属性是什么？为什么说合谷穴处为气机出入的地方？合谷

穴主气机出入的临床意义何在？哪些疾病可依此治之？

3. 合谷穴的主要功能是什么？哪种情况下也可补合谷？举例说明。

4. 历代经典中是如何定义"四关""四关穴"及"开四关"的？

5. 合谷穴为何被称为全身"第一大气穴"？

6. 合谷穴就刺法而言，临床中简化的刺法通常刺哪几层？

7. 合谷治疗肺卫气分病的特殊刺法是什么？机理如何？

8. 用合谷治疗牙痛、面瘫及颞颌关节炎等疾病时用何特殊刺法？医患意守合一的意义何在？患者对此刺法的最理想的感觉是什么？

9. 卫气的主要功能是什么？浅刺合谷调卫气是如何达到治疗全身性疼痛性疾病效果的？

10. 浅刺的要点及目的是什么？深刺合谷的适应证是什么？

11. 治疗局部挛急麻痛时如何用变异的刺法？

12. 广义而言浅刺调节"气""意"和"神"层面的三种常用辅助方法是什么？

13. 如何理解《灵枢·终始》中言及的"阳受气于四末，阴受气于五脏"？此理论对临床用针有何指导意义？

14. 广义而言"开四关"的真正意义是什么？如何达到交通天地之气的目的？

15. "开四关"刺法中的合谷刺法有何特殊？从哪侧肢体及哪个穴开始针刺有特殊意义吗？

16. 临床中合谷透刺劳宫的适应证是什么？目的是什么？

17. 变异合谷刺在治疗全身性疼痛时的针刺要点及背后的机理是什么？得到较好针感及较好临床疗效的关键是什么？

18. 针刺合谷穴卫气层时的要点是什么？调节内脏气机时的要旨是什么？

第六讲　温溜穴（LI7）

定位取穴

温溜，最早见于《针灸甲乙经》，别名"蛇头"，也叫"逆注"，意思是说我们握拳时看穴位所在的位置（阳溪上5寸），隆起如蛇头，此蛇头向下，经脉由此而上，故名。大家可以试试自己摸自己的温溜穴，你们看看或者触摸这个位置，实际上没有隆起，反而是个凹陷。查穴位要观其象，有凸起、有凹陷、有波动处等，都会影响到针刺的方法和效果。

功效主治

温，指温暖，温比热轻一个等级，所谓"温为热之轻"。溜，有两种解释：一是通"留"，意思是"留住""留止"；还有一个意思是"流注"。阳明经多气多血，经气可以从这里经过，也可以停留于此。因为经络之气肯定是要通行的，就是"流注"；经气也可以"留住"于此，因为温溜是郄穴，"气血深藏聚"，这里是气血深藏的地方。就像河流有水流过，但它在河床比较深或拐弯的地方，河水会蓄积更多一些。所以从名字，温溜穴要注意三个方面：第一是"温"；第二是"溜"；第三是"郄穴"。

1. 主要作用　温溜在临床的治疗作用或者说功用是什么呢？从穴性来看功效，它能温经散寒、疏散风热，还可以清肺通腑。从腧穴的主治特点和规律来看，可以概括为循经主治、局部主治以及脏腑主治，依据就是腧穴局部、经脉循行、脏腑相关这三方面。

（1）循经主治　急性的疼痛，这种疼痛有可能循经走，在颈、在肩，甚至有可能上到头面部，如颈肩痹痛。

（2）局部主治　手指麻木、疼痛，或前臂疼痛等。

（3）脏腑主治　急性的肠鸣、腹痛这类肠腑病。

2.作用机理　郄穴有非常强大的临床实战意义，主要是治疗急性病证。大家需要了解的一点是阳经的郄穴和阴经的郄穴是不同的。郄穴善治急症，阴郄善于治血，阳郄善于治痛。举例来说，肺经的主要穴已经讲完，但肺经的郄穴孔最没有讲。孔最可以用于衄血、咯血甚至便血等，就是和血有关的急性的肺的症状都可以用孔最治疗。大肠经的郄穴温溜可以用于腹痛、肠鸣、头痛、牙痛这种比较急性发作的，和大肠经有关的痛证。

临床体会

温溜穴用得更多的是清肺通腑的作用。因为温溜是大肠经经脉之气深聚之处，所以可以调肠胃、通腑气，清泄阳明之火，患者有腹痛、腹胀、肠鸣等，都可以用此穴。因为这个穴可以清热通腑，它还有安神定志的作用，这个时候，可以配上巨虚、天枢、列缺、曲池、尺泽、内庭、复溜等，根据不同的证型选择配穴。大肠之病多从肺来，大肠有问题了，也会影响到肺，在临床中肺经和大肠经的腧穴经常是互通互用。

温溜穴在临床上还会有一些特殊的配穴，这些特殊的配穴在书上应该是见不到的。我给大家简单说几条，大家从温溜的配穴可以举一反三，和其他的穴位配伍互参，这样在临床中腧穴的应用才可以更加得心应手。

首先说一下表里经郄穴的配穴。肺经的郄穴是孔最，大肠经是温溜，之前说过阴郄治血，阳郄治痛，孔最有一个大家比较熟悉的作用，除了治疗咯血等，还可以治疗痔疮出血，是因为肺藏魄，肛门为魄门，大肠和肺相通。临床中如果有咯血兼见大便燥结，同时有可能有痔疮出血这一类病证，可以孔最和温溜配用，就是说表里经的郄穴可以配用，反之亦然。只是知道表里经的配穴是不全面的，还需要注意针刺的方法。

孔最和温溜很有意思，按骨度分寸法从腕横纹到肘横纹大约12寸，中点是6寸，手阳明大肠经中点向下（向手的方向）1寸是温溜，手太阴肺经中点向上1寸就是孔最，这两个穴一个在阴面，一个在阳面。当它们治疗脏腑病时，这两个穴的针刺方向是相反的，温溜和孔最都要斜刺，温溜的针尖向着手的方向，孔最的针尖向着肩的方向，两根针进针后，提起，挑起皮肤和皮下软组织往上提，造空间，造出空间后再做一个扫散，就是泻，为了泻热就用这个方法。如果患者有头痛、齿痛，或者由于风热上扰或者阳明郁热造成头面五官有急性肿痛时，需要疏散头面的风热，也用这个方法，这时候只是刺温溜，不需要孔最了，同时可以配伍外关、合谷、液门等。

这个穴还有一个非常强大的配伍，温溜配期门。《百症赋》中有"审他项强伤寒，温溜期门而主之"，用于伤寒项强、胁肋疼痛等，实际上这是一个非常典型的配伍。大家可能没有意识到，这两个穴配伍有别通的概念，是阳明和厥阴别通，实际也是开阖枢的概念。讲到六气或六经的变化、传输，离不开开阖枢，离不开脏腑别通，在脏腑别通中，大肠和肝相通。温溜是大肠经的郄穴，期门是肝经的募穴，郄穴本身就是急性疼痛的临证反应点，募穴也是脏腑出现急性问题时的一个反应点，郄募相配除了治疗疼痛，还可以调和表里、活血化瘀，腹部有痞结都可以治，因为可以疏肝利胆，还可以清热，就是清邪热、理肠胃。所以说这个配伍很强大，一脏一腑，一阳一阴，两个穴相互为用，简单地讲可以和解表里，清热退热。

同名经配穴，阳明对阳明，一个手，一个足，就是大肠经可以和胃经相配，可以用于清腑热，配上巨虚、足三里、梁丘，有疼痛的还可以配内庭穴。这个同名经的配穴也非常强大。

郄穴和八会穴相配，要根据病属于哪一类，比如属于气、属于血、属于筋等，和相应的八会穴相配。

操作点睛

如果治疗局部病变，温溜穴的刺法有一定的讲究。温溜穴在桡侧腕短伸肌腱和拇长展肌之间，这里没有多少软组织可以让针辗转腾挪。很多书上写温溜穴需要直刺 0.5 ～ 1 寸，我相信大家这个穴用得不是很多，如果你真的针过这个穴，就知道很难做到直刺 0.5 ～ 1 寸。局部病变，比如说患者有前臂酸痛或者有扳机指，或者有第一掌骨基底的炎症等问题，都可以在这里做针刺，一定是斜刺或者平刺，如果是治疗手指有麻木、疼痛或者前臂的疼痛等这些局部病变，也是平刺或者斜刺，平刺居多，进针大约 1 ～ 1.5 寸。

如果是循经，郄穴是经气深聚之处，主要擅长治疗急性的疼痛，这种疼痛有可能循经走，在颈、在肩，甚至有可能上到头面部，这时候的针刺就要指向病灶处，斜刺。这里的斜刺不是单纯的斜刺，进针斜刺 0.5 ～ 0.8 寸后，把针向上挑——就是我常说的造空间概念，因为在这里是要行气，所以要造空间——针向上挑之后，再做捻转。

温溜穴书本上一般讲主要作用是清热，但实际上这个穴既可以清热，又可以温经散寒，这个要在手法上做文章，让气至病所，通过手法达到我们的治疗目的。

临床在经络上的压痛点，除了郄穴，主要有募穴，募穴对脏腑疾病有非常敏感的反应。还有五输穴的触诊、原穴的触诊、背俞穴的触诊，大家要把它们记住，以后在讲穴位的过程中，我会逐渐把它们讲清楚。将穴位知识和实操结合在一起，大家对特定穴触诊的临床意义会有更深入的了解。

我相信大家在临床里容易忽视这个穴，实际上对于急性的病证来说是非常好用的一个穴。温溜穴主要就是这些内容，大家重点掌握针刺方法，功用实际很简单。

思 考

1. 古时温溜穴的别名有哪些？这些别名的原始含义是什么？

2. 当握拳取温溜穴时，局部的凹陷从观象的角度看将给你哪些启示？

3. 就温溜穴的名字而言，哪三个方面是应该注意的？温溜穴的"溜"有几层含义？如何用以指导临床？

4. 何言郄穴具有诊断和治疗的双重作用？在针灸腧穴中还有哪些特定穴同样可用于诊断和治疗？郄穴具有的强大的临床实战意义是什么？

5. 阳经和阴经的郄穴在功效主治上各偏重在哪方面？

6. 如何理解郄穴温溜的"温经散寒""疏散风热"及"清肺通腑"的功效？临床如何针刺方能达到以上效果？

7. 温溜穴在刺法上为何很难做到直刺0.5～1寸？正确的刺法是什么？如何造空间？

8. 温溜穴在临床上更多的是应用它的什么作用？如何配穴？

9. 临床上温溜穴的应用何时要与肺经郄穴互通互用？温溜与孔最相配时刺法上有何特殊要求？

10. 临床上温溜穴有哪些特殊配伍？各种配伍根据什么理论？

11. 温溜与期门郄募相配的理论根据是什么？有何特殊功效？

12. 如何理解《百症赋》中所言及的"审他项强伤寒，温溜期门主之"？如此配伍的启示是什么？

13. 手阳明大肠经郄穴温溜与同名经胃经腧穴相配的意义何在？

14. 温溜如何与八会穴相配？配穴原则是什么？

第七讲　曲池穴（LI11）

定位取穴

曲池穴在肘部，尺泽与肱骨外上髁炎连线的中点凹陷处。需要注意的是取这个穴时一定要屈肘，在肘横纹外侧端屈肘时有一个凹陷，就是"穴处有凹，形似浅池"。

功效主治

曲池穴，是大肠经合穴，在临床上常用来治疗局部疾病，就是筋骨病，实际上就是软伤为主，比如肱骨外上髁炎，也就是网球肘。

曲池可以疏风、解表、通经、活络。疏风解表主要是清热散风，临床主要用于治疗皮肤方面的疾病。

临床体会

曲池穴治疗局部经筋病，最常见的就是网球肘。曲池治疗网球肘，一般的提插刺法就可以，也可以在肱骨外上髁附近围刺，加上曲池穴，曲池穴要加上艾灸，就是可以用针上灸，还有更简单的办法，就是用火针，直接在肱骨外上髁点刺。但在美国做火针，属于擦边球，FDA 没有明确规定，大家要小心一点，火针可以形成局部的小瘢痕，在国外行医大家需要注意。假如不能做火针，就可以做针上加灸。

在临床上治风的几个穴位，如大椎、合谷、外关、风池、风门等，均可治疗和"风"有关的疾病，要注意比较它们的不同，临床应用时要注意内风和外风的区别。

曲池主要是治疗外风，所谓周身之风，治疗周身肌肤的风邪，功用主要是宣透解表，还可以治疗血中之热，或者说血中之风热，就是说曲池可以治疗荨麻疹一类变态反应性皮肤病。临床经常加上风池、血海、三阴交配合使用，治疗患者的皮肤瘙痒、神经性皮炎、荨麻疹等疾病。也就是中医讲的风疹类疾病，都可以用曲池穴，配合活血养血有关的穴位，当然还可以配合大椎、合谷，让功用叠加。大椎穴治风也是以外风为主，风热为主，但也可以治疗内风，就是肝风。合谷穴治疗头项、口面之风邪，也是上半身风邪为主，主治风寒、风热，与肺卫有关的问题，有宣肺之效。

大椎、曲池、合谷配在一起可以疏风。有风寒加风门；风热感冒，发热汗出，加外关穴；有头痛，加风池、风府；假如患者有脾胃的症状，如夏天有中暑的症状，需要解表化湿和中，就加内关。大椎、曲池、合谷是临床非常好用的组合。

曲池在治疗肝阳上亢或者肝风内动一类疾病的时候，尤其是高血压时，临床上有一个非常有效的针方可以用：曲池、太冲，再加人迎穴。

曲池在手阳明大肠经属于井荥输经合的合穴，经气从这里入内，就是经气往深处走，这是其一。其二，在标本理论里，曲池、肘髎、手五里属于经脉的本部。第三，阳明大肠为病，实际上都是从肺来，肺经起于中焦，与脾胃有极其密切的关系，同时手阳明大肠经和足阳明胃经同为阳明，大肠和胃都属于六腑，根据同气相求，为病互相影响。

从上面说的这一段，可以理解为，肺起于中焦，肺主皮毛，肺司呼吸，有鬼门，就是毛孔，还有内通于肺的魄门。在治疗大肠的疾病常常要考虑到呼吸的作用，考虑到中焦的作用。中焦的什么作用呢？就是脾胃为病，比如胃热也可以横行影响大肠腑。六阳经所主气血津液筋骨等，实际上，气血津液，都是由中焦水谷精微所化，就是营卫二气，在谈论气血津液（大肠主津）方面的疾病，治疗实际上就是调整营卫二气，要把脾和胃两方面考虑进去，调整脾和胃。就是说可以用曲池穴调和营卫，调理脾胃，益气健身。

大家特别要注意的是，《灵枢·邪气脏腑病形》说"荥输治外经，合治内腑"。历史上，曲池虽然是大肠经的合穴，但习惯上不用曲池治疗大肠疾病，而是用下合穴上巨虚治疗大肠的疾病，一般会用到上巨虚、天枢、大肠俞等。在这里，我强调一下，曲池穴其实可以治疗大肠疾病，同时它与肺、脾胃密切相关。像我刚才说的，肺起于中焦，主皮毛，肺和大肠的病可以互相影响、传感。大肠有热时，假如患者有便秘、腹胀，就会出现皮肤上有晦暗，起皮疹、暗疮等，所以曲池穴还有美容作用，可以和内庭、上巨虚一起为用，帮助解决这些问题。

大家要记住，曲池、天枢、上巨虚、内庭、大肠俞等可以治疗大肠的湿热，传导失常造成的腹部疾病，同时大肠热还会逆行到肺，影响到患者的皮肤。如果患者阳明经热，出现了大汗渴饮一类的表现，包括有神志方面的改变，如心烦、神昏、睡眠不好等，一般要在冲阳穴、头维附近放血。现代研究中，曲池穴也是治疗免疫功能缺陷一个非常好用的穴位，在临床中常常与气海、足三里合用。

操作点睛

曲池穴在临床中刺法比较简单，因为局部解剖结构也比较简单，不存在有重大的神经血管，针刺比较安全，临床中主要有直刺、透刺，也可平刺和斜刺，方向一般就是向上或者向下。

我最早知道曲池穴，是在上大学的时候，看北派针灸王乐亭的相关书籍，他用六寸金针治疗瘰疬鼠疮，就是淋巴结结核，他也治疗项瘿，就是甲状腺肿大。当时看到这一段觉得很神奇，六寸金针，曲池透臂臑，一针贯四穴，所以从此记住了曲池穴可以做透刺。现在的临床中很少见到类似的疾病，当然甲状腺肿还是可以见到，所以临床上曲池透臂臑已经变异了。首先，有甲状腺疾病的时候可以用，凡是和颈部有关的疾病，甚至梅核气都可以用。线下我们讲过梅核气可以扎局部，可以扎远端，也可以用曲池透臂臑。其次，曲池透臂臑，或者从肩髃透曲池，对透，在治疗上肢和肩部的疾病时也可以用这种方法。举例来说，我们治疗三角肌疾病、肱二头肌的问题，就可以用肩髃透曲池，用5寸针、6寸针，上面一根针往下刺，下面的曲池往上刺，两针对透。

针刺曲池治疗软伤病时，有一点提示大家：如果皮肤有问题，属于有外风、血热等，这时不管是在治疗形方面的问题，比如局部的软伤，还是治疗肘部的皮肤瘙痒等，都要在患者的背部做揣穴，主要是心俞、肺俞附近，这就是《灵枢经》所说"肺心有邪，其气留于两肘"。所以临床遇到肘部问题，比如网球肘当用常规方法治疗效不佳时，可以试试在心俞、肺俞附近揣穴，如果发现阳性点，在此处针刺往往会出其不意地解决患者的问题。

思 考

1. 曲池穴的定位有何特别要注意的？有几种不同刺法？临床主要治疗哪几种病证？

2. 曲池治疗风证的特点是什么？就治风而言，与大椎、合谷、外关、风门的异同点是什么？

3. 曲池治疗局部筋骨病如何操作？有何注意事项？

4. 临床上如何用曲池配其他穴治疗颈部疾病（如甲状腺疾病及梅核气等）？具体刺法如何？

5. 根据标本理论、五输穴原理、脏腑表里关系及同名经同气相求原理具体说明曲池穴在临床中为何如此重要？

6. 为什么可以用曲池穴调和营卫、调理脾胃、益气健身？背后的机理是什么？

7. 为什么可以用曲池穴来美容？如何配穴？

8. 曲池如何配穴治疗大肠湿热、传导失常所致的腹部疾病？若兼有神志症状应如何治疗？

9. 曲池穴如何配穴去治疗外感风热及夏月暑湿之证？

10. 临床中曲池穴如何配穴治疗肝阳上亢或肝风内动型的高血压病？

11. 现代研究中，曲池如何配穴去治疗与免疫功能缺陷相关的疾病？

12. 如何理解经典中言及的"肺心有邪，其气留于两肘"？这对临床治疗有什么指导意义？

第八讲 肩髃穴（LI15）

定位取穴

肩髃穴一般采用体表标志取穴法：让患者上臂外展平举，在肩关节尖端稍下会出现两个凹陷，前方凹陷就是肩髃，后面的就是肩髎，这是常用的取穴方法。但实际上在临床当中没有这么简单，因为有的患者举起胳膊，可能没有凹陷，这时就需要做触诊。患者的体表没有明显凹陷，实际上还是能够定位，在肩髃和肩髎的位置，做按压，就是在这两个穴大概的位置去按一按，就会发现在做按压的时候，会出现凹陷，前面那个凹陷就是肩髃穴。用指甲定位这个穴，然后让患者把上肢放下来，这个地方就是需要下针的地方。

功效主治

肩髃是治疗肩部疾患的临床要穴，甚至是治疗上肢疾患的一个要穴。这个穴既简单又复杂。简单是因为大家在临床当中肯定都扎过这个穴，它的刺法给我们的印象是很简单的，这里肌肉丰厚不难扎；但是实际上，如果往细里研究这个穴，和临床常见病结合起来讲，它又是蛮复杂的一个穴。

肩髃在临床当中主要用于治疗中医的痹病，如肩关节疼痛（肩髃是治疗肩关节疾病的要穴）。

天津中医药大学第一附属医院还用肩髃穴治疗中风病中经络、半身不遂、中风后遗症等相关的疾病。

临床体会

肩髃穴是在锁骨肩峰端和肱骨大结节之间。在人体上下肢有腕关节、肘关节、肩关节、踝关节、膝关节和髋关节，关节，不仅是经络气血聚会的地方，也是邪气易于侵袭的地方，尤其是外邪。在这种气血聚会的地方，就需要让气血流通，"通关交经"的针法实际上就是为了催动气血，以利于气血过关节而流行。在临床当中做针法，比如远端要得气、催气，然后要运气，要达到所有这些目的，都需要着重考虑在关节的地方做相应的针法手法，才可以让气血顺利通过。换句话说，在平常的治疗当中一定要注意有关节的地方，关节周围的穴位和相应的经络，要注意它们的气血变化。我说注意这些穴位，不是说简单、机械地找这个穴位定位，而是要注重临床当中的触诊、揣穴探查，甚至需要四诊合参，尤其是舌诊和脉诊来帮助判断局部和整条经络的气血流行情况。

在治疗当中，如果患者长期有肩关节的问题，又很明显地合并了一些内科的症状，也要有一些配穴。举例来说，阴虚津亏，要配尺泽、复溜这一类的穴；气血两亏，要配合谷、气海、三阴交、膈俞等穴；如果是痰湿凝聚，要加阴陵泉、足三里、丰隆；如果是肝肾两虚或者是肾精不足，就会用到太冲、太溪、肝俞、肾俞等，再加关元。

另外，如果患者有长期的肩关节附近肌肉群损伤或者是肩关节的疼痛，要注意鉴别诊断，如患者有没有颈椎的问题。我曾经治过一个患者，他说肩关节在肩髃的位置深处疼痛，晚上有时疼醒，感觉肩关节摆在哪个位置都不合适，磁共振检查在肩关节发现有骨刺。因为我以前是搞骨科的，所以给他做检查时比较注意颈椎，感觉颈椎有问题，他后来又做了一个颈椎核磁共振，证实从第3颈椎到第6颈椎有多节椎间盘的膨出及神经根受压。所以大家一定要注意，如果患者有肩部的疾患，除了考虑局部，还要考虑颈椎的问题。

操作点睛

肩髃穴临证中最关键的就是刺法。肩髃穴主要用来治疗经筋病,它的治疗范围主要是在肩关节以及上肢,也就是局部和经络循行的地方。至于有一些书讲肩髃穴治疗内科病,个人这方面经验不多,所以临床中主要是用于治疗经筋病,就是以局部的刺法为主,或者是和经络有关,也会有一个整体的考量,会有一些配穴。

肩髃穴即使是在做局部经筋病的治疗,也要考虑它和几条经有关。肩髃穴是手阳明大肠经和阳跷脉的交会穴,同时又和太阳经的络脉交会,所以在临床当中虽然治疗经筋病以局部治疗为主,还是要先从相应经络的远端做牵引导气。比如说和阳明经有关,可以在二间和三间以及上合谷(就是灵骨穴,我叫它上合谷),在这里揣穴下针。

为什么呢?因为当患者的上肢包括肩关节出现问题的时候,最容易受累的一条经络就是手阳明大肠经,所以要在二间、三间、上合谷做揣穴。怎么揣呢?就是沿着骨和骨缝间做推挤、按压,找到患者感觉的阿是点、阳性点,医生手下感到有筋结的地方,就在这个地方下针。另外它和阳跷脉有关,可以远端找申脉穴,与太阳络脉有关,可以找支正和后溪穴。在临床当中,所有这些穴位不是简单地找到这个穴,而一定要做到揣穴,找到阳性点下针。

在远端的阳性点下针之后,就可以回到局部。在肩髃穴这里做针刺,就不得不讨论几块肌肉,或者说是肌肉群。在肩髃穴针刺一个重点就是要分清层次和分清目标点,也就是靶点是什么。按照经络在上肢来讲就是手阳明、手太阳和手少阳这三条经;如果按照肌肉,牵涉的肌肉还是不少的,但是大家只是需要注意到三角肌、冈上肌和肱二头肌,主要就是肱二头肌的长头就可以了。

三角肌分前、中、后三块肌束,参与的功能最主要就是肱骨的外展功能。肩关节外展,主要是由三角肌和冈上肌两块肌肉负责。肩关节是人体最灵活的一个关节，它的解剖极其复杂，三角肌主要参与肩关节的外展，但是它也参与其他各方面的活动。所以治疗肩关节疾病时，不论针刺还是推拿手法，都要考虑肩关节可以向各个方向运动。治疗当中最重要的就是要根据它的活动的方向、活动的功能、活动的趋势，做针刺或者手法时要"顺势而为"。

三角肌的三条肌束，最主要是中三角肌，主要功能就是协同冈上肌完成盂肱关节的外展。三角肌由颈 5、颈 6 神经和肌皮神经支配，受损伤的原因可能比较多。三角肌的疼痛，可以出现在整个三角肌的任何地方，因为它的肌纤维是多羽状的肌纤维，分布广泛。在临床中触诊找点时要注意，它是一个广泛性的点，同时还要注意要把它与冈上肌的肩袖附着起止点的压痛相鉴别。这个鉴别很简单，有几个专门针对冈上肌的骨科检查方法，大家看一下就可以了。这里主要不是讲冈上肌，也不是讲西医，目的是让大家掌握怎样针刺。

三角肌出现问题，有急性损伤，但更常见的是慢性的炎症及损伤。如果是急性损伤，反而不会刺激局部的三角肌，也就是说和肩髃这个穴关系不大。如果是慢性的广泛性的疼痛，肩髃穴就会用得很多，而且针刺三角肌的方法，也可以用于治疗肩周炎。这个刺法是什么呢？肩髃穴是主穴，同时可以用到肩髎穴和肩中穴，这就是"肩三针"（有人认为肩三针是肩髎、肩髃和臂臑，但是个人还是倾向于是肩髃、肩髎和肩中穴这三针）。以前大家谈到肩三针，它的刺法一般是语焉不详，这里给大家说一下，以肩髃穴为主，根据不同的体位去做。

肩髃穴的针刺，可以有不同的体位，可以侧卧、仰卧，也可以坐位。但在治疗肩关节疾病的时候，最好用的一个姿势就是坐位。坐位或者是站立位都可以，让患者上臂外展大约 90°。三角肌损伤的患者，做这个动作是没有问题的，肩周炎粘连厉害的患者可能就比较困难。第一个是肩关节外展和外旋位，在这个姿势用 3 寸针，从肩髃穴下针，针尖向着肘关节的方向，还可以沿着三角肌的外侧缘向三角肌粗隆的地方下针。因为三角肌是比较浅层的肌肉，这里只在浅层肌肉下针就可以了。说简单点，就是进针有一定的方向，向下做类似于肌肉层内的平刺。下针是可以这样下针，也可以直刺下针，也可以摆动下针，就是进针以后，左右小幅度地摆动下针，不用担心患者，完全可以忍受，因为这个幅度很小。这是第一个体位，用3寸针在临床中最方便，针不是很长很容易操作。

第二个是肩关节内收内旋位：患者坐位，患侧的手搭在健侧的肩膀上，这个时候在肩髃穴下针，方法同上。如果是广泛的三角肌损伤，可以同时在肩中和肩髎穴下针，就是下三根针。我这里只是讲肩髃穴，实际上可以下三根针甚至下五根针，把三角肌的前中后三个肌束全部用针覆盖。

还有背伸位：患者坐位，做背伸的动作，手臂向后转过去，让患者的手放在后背并往上挪，这样就把肩关节打开了。患者做这个动作的时候，容易紧张，可以安慰一下患者，让患者深呼吸或者放松，然后再用同样的方法在肩髃下针或者在肩髃、肩中、肩髎下针。

三个体位就是在不同的体位覆盖治疗三角肌。每次治疗的时候，在一个体位把针扎进去，扎完了之后再取出来，就这么简单。同时这三个体位也是治疗肩周炎的三个重要的针刺体位，下针点就是肩三针。当然不只是这三个体位，后边会再深入探讨。

对于肩周炎，肩关节有三个动作：一个是外展；一个是内收要达到对侧肩膀，在治疗肩周炎的时候可以变成梳头的动作；还有一个是背伸。这是临床中评估是否达到治疗的满意程度，让患者必须要做的三个动作，也是在治疗的时候必须跟进的三个动作，要根据患者这三个动作完成的情况进一步下针和治疗。

在临床中，现在也会用到全息、对应等方法，所以可在患者的阳明经，或者少阳经找反应点。患者的三角肌前后和髋关节对应，这时候就可以肩髃、曲池，或者是肩髃、臂臑，去对应环跳、阳陵泉等，互相对应治疗相应关节的疾病。

上面提到了三角肌是协同冈上肌做外展动作。谈到冈上肌，就会讲到肩袖，肩袖包括冈上肌、冈下肌、小圆肌和肩胛下肌四块肌肉，冈上肌是肩袖最主要的一块肌肉。冈上肌的针刺，不是这里要讨论的，但是如果在肱骨结节的附着点处有炎症，就需要以肩髃穴定位去针刺冈上肌的附着点。冈上肌的针刺有很多的针法，也有很多窍门。冈上肌的针刺，或者是肩袖的不同肌肉的针刺，最好是面授示范，纯粹的解释比较难理解。

简单讲，冈上肌也可用肩髃穴去定位。先定位好肩髃，根据患者的体型，从肩髃穴向后 0.5 寸到 1 寸这个范围内，在肩峰下端进针，需要进针能够达到 1.5 寸左右，争取让针尖到达骨面，感觉针下有针刺橡皮感的时候，做缓慢的提插，每次下插时相应地调整针尖方向，再提到体表，然后调整针尖方向再去做缓慢的下插。这样反复几次就可以了，这就是冈上肌的附着点的针刺。这种针刺方法，对于一些急性的炎症有作用，但是慢性的患者，如果冈上肌已经有大范围的钙化，效果就不太理想。

临床中治疗肌肉病变需要注意肌肉的起止点。假如诊断出来就是这块肌肉的问题，一定要让针尖达到肌肉的这个点吗？一定要到病灶区吗？不一定！但是，有炎症或者有浸润时，如果医生的得气催气手法不过关，让针到达病灶点直接地刺激，可能比在远端的针刺效果要好一点。在临床当中这算是比较简单的针刺方法，窍门就是需要在同一个部位反复地做缓慢的提插，然后根据症状调整方向。

如果对冈上肌的附着点不是很熟悉、解剖也不是很熟悉，就可以沿着整个肩峰端做肩关节是外展位，30°～45°角的"荷包刺"。如果是治疗肩峰下滑囊炎，要托着患者的肘部向上抬75°～90°这个范围，然后再去做针刺。需要让针能够进到关节里，也要围绕着滑囊，在上面做几个不同点的针刺，反复地提插，但是要缓慢，并注意患者的反应。

肱二头肌是双头肌，长头和短头分别附着在盂上粗隆和肩胛骨的喙突。它的长头在结节间沟，短头在桡骨粗隆。肱二头肌，尤其是肱二头肌长头肌腱，过去认为它的炎症是肩周炎的主要原因，现在大家认为这个说法是不正确的，肩周炎是由多种原因引起的，也可以说原因不明。

肱二头肌跨越了几个关节，肩关节、肘关节、肱桡关节等，肱二头肌的长头就在肩髃穴的附近。所以在临床中，不只是肩关节，上肢的一些经筋病，肩髃穴都起作用，它和肱二头肌是有密切联系的。患者肩部活动范围受限，肩前有比较表浅的酸麻、酸痛等，甚至患者肘部的一些疾病、前臂肌肉的酸痛，都可以用肩髃穴治疗。为什么会在前臂出现这种疼痛呢？因为肱二头肌的远端附着在桡骨粗隆，当前臂在做旋前、旋后的动作时，就会牵扯到这块肌肉。

临床的鉴别诊断检查是很重要的。比如说患者疼痛就在肩前，比较浅表，另外患者手往上举一段时间肌肉就会有疼痛，疼痛比较浅，最主要是无力，或者上臂做外展或者是做排球发球动作的时候有弹响声，或是肩前有摩擦音，都在提示肱二头肌长头可能有肌腱炎或者有损伤。

一般来说，在肱二头肌中上 1/3 的内外侧都会有压痛，肘窝处有可能也会有压痛。治疗可以通过肩髃穴用一根三寸针往下刺，在压痛点，就是阿是点再去下针，然后在曲池穴、手三里穴、合谷穴下针，也就是说从近端向远端做针刺。同时，在只是针刺了患者肩髃穴和肱二头肌的肌腹，还没有针刺曲池、合谷的时候，让患者做握拳，然后做往上抬的动作，不要真正地做屈臂的动作，在有拮抗力的情况下，可以轻轻地压着这个患者的腕部，让他做向上抬的动作，同时在下针的地方做雀啄法。

在治疗经筋病疼痛的时候一定要做揣穴，要顺势而为。顺势而为是什么意思呢？就是要在动态下去揣穴，在动态下做治疗、做针刺，永远是在动态下去做，效果是最好的。在动态下去做这种治疗，手法到位，是不需要留针的。肩髃穴是在动态体位时经过揣穴找到的肩髃穴。在肩髃穴可以用 3 寸针往下针刺，也可以局部点刺。

肩髃穴的周围还涉及冈下肌、肩胛下肌、背阔肌、大圆肌等肌肉的损伤，以后有机会面授给大家介绍。

在肩髃穴做针刺时，一定要注意患者的肌张力，尤其是用它治疗中风后遗症，或者是中风中经络偏瘫的患者时。肌张力不高的时候，肩髃穴怎么刺都可以，如果肌张力很高，这个时候要让患者躺下，平卧位或侧卧位都可以，用一根2寸或3寸针从肩髃穴下针，下针的时候可以一层一层地走。先进针，在0.5寸内做摇摆的动作，就像青龙摆尾一样，青龙摆尾的针是要弯的，这里针是平的，要浅刺，在浅筋膜层或者肌肉的浅层都可以，下针做摇摆，如果患者的肌张力没有改变，继续再往下走，摇摆也要缓慢，进针也要缓慢，从0.5寸进到1寸、1.5寸，做这种缓慢的摇摆往下催气，患者的肌张力应该马上就会降下来。

肩髃穴透极泉治疗肩周炎，正确体位是肩外展，肱骨和躯干大约成45°角，然后让患者用力，或者是医者用力让肩关节后伸，肩关节前面打开，这样肩髃穴才可以透刺到极泉。注意单纯的外展是不够的，一定是外展加后伸。

肩髃穴在临床当中治疗经筋病，透刺用得也很多，可以向下透刺，也可以肩髃透肩髎。肩髃和肩髎可以两根针互相对刺来代替透刺肩髃，在临床中可以治疗很多疾病。

思　考

1. 肩髃穴是一个既简单又复杂的大穴，主要表现在哪些方面？

2. 临床中上臂外展平举取肩髃时，若肩部不出现明显凹陷应如何定位？

3. 肩髃穴的主治范围是什么？

4. 所谓"通关交经"针法是为何而设的？其在临床治疗中的重要意义是什么？如何理解人体关节处既是气血会聚之处也是邪气易于侵袭之处？

5. 肩髃在治疗局部经筋病时与哪几条经的关系最为密切？在手阳明大肠经做"牵引导气"的目的是什么？

6. 肩部的哪几块肌肉与肩关节的外展功能关系密切？针刺或做手法时要特别注意什么？

7. 肩髃在治疗经筋病时刺法上如何做到顺势而为？如何理解在动态下揣

穴及针刺治疗？如何具体操作？

8. 肩髃穴为什么多用于慢性三角肌损伤？针刺三角肌常用方法为何？

9. 肩髃穴在治疗肩部病痛时有哪三种不同的取穴法？要求患者做出特殊体位和姿势的目的是什么？如何针刺？

10. 临床中针刺肩髃穴治疗肩周炎的具体方法什么？什么情况下可沿着肩峰端做"荷包刺"？

11. 为什么肩髃穴对上肢的经筋病都起作用？和哪个肌肉的跨越多关节有密切的关系？

12. 肱二头肌肌腱炎或损伤在临床上有何特征？如何鉴别诊断？如何查体？选穴针刺有何特殊？

13. 对中风后遗症上肢高肌张力的患者来说，针刺肩髃穴去改善高肌张力情况的窍门是什么？

14. 肩髃穴透极泉穴治疗肩周炎时患者正确的体位是什么？

15. 对于患者长期的肩关节附近肌肉群损伤或者是肩关节的疼痛应该与哪些疾病鉴别？兼有内科病的患者如何配穴治疗？

第九讲 迎香穴（LI20）

定位取穴

迎香穴的定位是在鼻翼外缘中点引一条水平线，和同侧鼻唇沟相交的地方。但在临床当中，并不需要一个特别准确的定位。因为这个穴的主要刺法就是平刺或者是斜刺，直刺用得比较少，平刺和斜刺本身就不需要一个特别准确的定位。鼻唇沟基本上就是法令线，虽然严格讲它们是有区别的，但是在临床当中可以把法令线当作鼻唇沟。

功效主治

迎香穴可以通利鼻窍，是治疗鼻病的第一要穴，如鼻衄、鼻塞、鼻渊、鼻鼽等，相当于现代医学的过敏性鼻炎、慢性鼻窦炎等鼻病都可以用迎香治疗。

迎香穴在手足阳明经的交会处，手足阳明经的经脉经筋，在整个面部都有分布，迎香穴疏风散热，可以疏通面部的经络，所以由手足阳明经的病变引起的口眼歪斜、面痒、头痛、三叉神经痛等，都可以用迎香穴治疗。同时还有远端的治疗作用，可以治疗脾胃病、经筋病，是临床常用穴。

临床体会

　　迎香的临床配穴有局部取穴和远端取穴。治疗鼻病，需要考虑内外两个方面，就是内因和外因。相关的脏腑，如果是内因，就要考虑到肺和脾。同时，迎香穴又汇合了足三阳经，就是足阳明胃、足少阳胆和足太阳膀胱经，这三条经又和肺、脾、鼻有密切的联系。迎香在临床中主要治疗实证，虚实夹杂也有，但是主要是治疗实证，局部用泻法。

　　迎香和肺脏的关系密切，肺有肺寒和肺热。如果和肺寒有关，一般用太渊、列缺、外关、风门、肺俞、风池；如果和肺热有关，就可以用尺泽、曲池、二间、大椎。此外，可见脾寒，一般配足三里和太白穴；胃热，常用的配穴是内庭和丰隆。

　　胆热相关的鼻病，就是中医讲的鼻渊、脑漏等，《素问·气厥论》载："胆移热于脑，则辛頞鼻渊。"鼻病责于胆，就是说在治疗和胆热有关的鼻病的时候，可以配阳辅、侠溪或者足临泣。

　　针刺迎香还可以治疗脾胃病。临床中大家可能用得不是很多，但是实际上也挺好用。手阳明经的标穴和本穴，就是曲池和迎香，迎香又接续足阳明经，在这里可以做"接力针法"，就是用对侧的合谷穴，然后用迎香，然后接续内庭穴做远端的牵引，然后再针足三里，然后再针天枢。

　　在临床当中，胃和大肠合病的时候，因为腑气必须要通降，尤其是大肠。《黄帝内经》记载大肠小肠都是属于胃，它们都有一个性质，尤其是手阳明大肠，接天气又通地气。就是说属于阳明的大肠和胃，都要以通降为顺。所以临床可以做接经，可以用对侧的合谷，加迎香，加内庭、足三里、天枢，做接引。

　　迎香的局部配穴，可以用百会、上星、印堂，还可以用风池穴。临床根据患者不同的病证配四白、巨髎、太阳、鼻通、地仓等这些局部的穴。

迎香穴的刺法，一般是直刺、斜刺或者是透刺。直刺在临床当中用得并不是很多，斜刺就是迎香透鼻通，它是斜刺和透刺的结合体。迎香大约进针 0.8 ～ 1.2 寸向鼻通的位置做透刺，这是很常用的一个方法。迎香穴除了上述刺法，也可以做一些发挥。

首先可以平刺或者斜刺迎香穴，从透向鼻通开始，然后向外散，做一个小扇面。从鼻通开始这个方向，根据扇面大小三根针或者四根针，可以透向四白、巨髎甚至颧髎，做一个扇面散出来。

其次，鼻唇沟或者说是法令纹，从最接近鼻翼的位置开始向下分，长短代表不同年龄，分 15 岁～ 30 岁，30 ～ 45 岁，45 岁以上这几段。在针刺迎香的时候，迎香的位置，可以根据患者的年龄，沿着法令纹往下走，就是说岁数越大，迎香取穴位置越靠下。

在传统迎香的位置，可以做针刺摆动。用稍微粗一点的针，32 号 1 寸或者 1.5 寸针，两边的迎香都进针，近乎平刺，小于 15º 角，向鼻通的位置缓慢进针，到达这个位置之后，把针再挑起来，挑皮，挑的力量不要太大，挑起来之后，可以两手同时握住两边针的针柄，慢慢做提拉扫散的动作，让针带着患者鼻翼两旁的皮肤左右摇摆，同时让患者做深呼吸。这个方法，治疗鼻塞、鼻炎即时效果很好，如果同时加上印堂穴（可以在印堂穴造空间），效果会很不错的。如果治疗面瘫、三叉神经痛，要配合其他相应的透穴。

在临床中还可以迎香透鼻通、巨髎透四白、帝后穴向下透，这三针一起做。或者在这里做"张力牵引针"：由攒竹穴下针，然后迎香穴向鼻通，再牵向巨髎，或者直接在迎香这里，一根针从针柄孔向上反刺太阳，但是这个针就要长一点。

这就是迎香的几种不同刺法。在迎香穴做平刺、斜刺，或者说是治疗周围性面瘫、鼻塞等疾病时，除了针刺要达到深度、注意方向性以外，临证时常用的一个手法，就是刮针柄和小幅度快速的捻转。

思　考

1. 迎香穴作为面部治疗鼻病的第一要穴，它有哪些重要的功能？迎香作为远端穴还可治疗哪些病？

2. 临床中迎香穴在取穴和刺法上有哪些需要特别注意的？

3. 迎香穴作为手足阳明经的交会穴在临床上有何重要意义？

4. 内源性致病因素引发的鼻部疾患通常与哪些脏腑和经络关系密切？

5. 迎香治疗鼻部疾患在刺法上有什么特殊要注意的？局部如何配穴？

6. 临床上与肺寒或肺热相关的鼻部疾病分别如何配穴？

7. 如何理解《素问》中所说的"胆移热于脑，则辛頞鼻渊"？临床中治疗胆热相关的鼻病应如何配穴？

8. 由对侧合谷加迎香、内庭、足三里、天枢组成的"接力针法"是为何而设的？此种接引体现着怎样的寓意？

9. 迎香穴刺法的临床发挥都有哪些？各针对何病证而设？

10. 迎香穴的摆动刺为何而设？具体如何操作？

11. 迎香透鼻通、巨髎透四白、帝后向下刺的组合针法为何而设？

足阳明胃经

第十讲　地仓穴（ST4）

定位取穴

地仓穴，属足阳明胃经，是阳跷脉和手足阳明经之会。地仓穴用体表标志取穴法，需要目直视，瞳孔直下，与口角水平线交点处取穴。这样取穴貌似很简单，但实际上这是有问题的，当你碰到一个人，嘴特别大，比如国内应该也比较熟悉的女演员，就是主演过《漂亮女人》的茱莉亚·罗伯茨，个高嘴大，如果是她取地仓穴，就没有办法这么取。所以在临床当中取地仓穴，应该取口角旁开 0.4～0.5 寸更合适一些。

功效主治

地仓穴有疏风散寒，舒经通络的作用。在很多参考书里会罗列一些地仓治疗的疾病，如口眼歪斜、流涎、眼睑瞤动、齿痛或者是面神经麻痹、三叉神经痛这些病，最主要是治疗面瘫，或者是面肌痉挛。

临床体会

临床中，治疗面瘫、面肌痉挛和三叉神经的问题，大家可能最注重的就是局部取穴。实际上可以再往深处挖一挖，这么多年研究了很多套原创针法，有一个针法叫"吕氏春秋"，先给大家简单讲一下。"吕氏春秋"的"吕"字，有一个上口，一个下口，两个口在一起是个"吕"字。上口下口的穴位组合，上面这个口，是水沟、承浆和地仓，三穴四个位置。下面这个口，也是三穴四个位置，中脘、关元和天枢。

地仓是胃气之门户。古人面分三庭，鼻以上是上庭，鼻是中庭，鼻以下就是下庭，合在一起就是天人地三格。地仓处在地格，固卫之地。另外脾胃属土，仓廪之官，土生五谷，谷从口入，就像粮仓一样要有入口。这个穴又在口角之旁，脾主口，胃气通于口，所以叫地仓穴，是胃气之门户。

人是禀受先天父母之精所化生，又需要后天的水谷精微所养。脾胃是气血生化之源，人体元气的充足，就需要后天脾胃之气的滋养。如果脾胃之气受伤虚弱，元气就不能充养，就会诸病丛生，也就是百病生。《黄帝内经》也说过"百病生于气也"，脾气虚就会四肢不用，五脏不安。脾和胃紧密联系在一起，脾主运化，气入胃则主受纳。脾主运化，实际上要胃气先行，所以说"人以胃气为本"。

地仓穴，足阳明与阳跷交会穴之一，最主要它是手足阳明之会，是属于足阳明胃经，胃气之门户，接天通地。地仓穴，又在口旁，嘴用来吃饭，但是一天三餐之后，不可能24小时都在吃，但是一天24小时都要呼吸，同时要有一半的时间还要说话。所以地仓穴守护的不只是胃气，它还和呼吸、言语有关，言语就是神智！

《针灸甲乙经》记载地仓穴的功用是什么呢？就是"足缓不收，痿不能行，不能言语"，很简单地讲了地仓的重要性。它不只是治疗局部面部的病变，实际上和全身都有关系。

水沟，督脉穴，也是手足阳明之会。水沟就是水中行阳，它的形状像水沟；又名"人中"，就是上接天，下接地，天地之间，人中也。它也是十三鬼穴的第一针，在八卦里面属乾。

承浆属任脉，又是手足阳明之会。另外一个名字叫"天地"，因为它可以沟通阴阳。很多针灸医生调"小周天"会用承浆穴接通任、督脉。

如上所述，任脉和督脉是奇经八脉里面两个主行的脉络。两个穴：督脉水沟在口上，沟通天地，属乾；任脉承浆在口下，沟通阴阳，接通任督，属坤。口左右还有两个门户，就是双穴地仓。三穴四个位置上下左右，就是子午卯酉相冲。

这个针法从穴义上讲，有先天有后天，那治疗范围就大了，可以治疗神志病、气机病。气机是什么呢？就是升降出入，那么气机引起的疾病自然都可以用。

下口就是中脘、关元、天枢，下口四针暗含气机升降，一气周流。

上面这个小口，对下面这个大口，穴位也可以是相对应，也就是说，上面的四个位置和下面的四个位置，都可以在临床当中互相对应、互相感应。除了可以治疗和脾胃有关的疾病之外，还可以安神定志，治疗神志方面的疾病，同时和气机方面的疾病又密切相关。

上面这个小口和下面这个大口可以互相叠加效应，这就是"吕"；"春秋"又是什么呢？就是一系列和这个大口小口相关的配穴，这一部分的配穴和具体的刺法面授跟大家再讨论。

操作点睛

先简单说说治疗面瘫的刺法，实际上就是局部取穴。

面瘫治疗时要注意的点是什么呢？在发病初期，大约是一周到两周，注意要浅刺，当然不只是地仓穴需要浅刺，其他面部的穴位都要浅刺。

面瘫、面肌痉挛、三叉神经痛等面部的疾病急性期，一般来说，都要浅刺。如果发病两周以上，面瘫会有一系列的穴位的组合，主要是局部和远端的配穴。

地仓穴"一穴三透"，在天津中医药大学第一附属医院跟诊廉老师时，他经常会用到"一穴三透"，这也是他治疗面瘫的主要的刺法之一。实际上也可以在阳白穴、颊车穴，甚至牵正穴"一穴三透"，也是扬刺的变异版。

在地仓穴"一穴三透"，一是地仓透向迎香穴，二是地仓透向颊车，这两个是最主要的，三是地仓透向颧髎穴。所有的透穴，都是在皮下走。

地穴仓治疗面肌痉挛，主要是口眼轮匝肌痉挛。古籍多记载为"筋惕肉瞤"，实际上就是指面肌痉挛，由情绪的刺激或者机械性刺激引起患者的面部抽搐。这种痉挛看着很可怕，如果是频繁发作，患者非常痛苦。

治疗面肌痉挛，我的老师是用巨刺法。以针刺健侧地仓穴为主，要透刺，透向巨髎穴。透刺时，需要 15º～30º 角进针，针 1.5 寸左右，用捻转泻法。《针灸资生经》《针经摘英集》载有巨刺法治疗面部的疾病，主要是治疗口歪眼斜的。实际在治疗面肌痉挛或者是治疗面瘫都可以用巨刺法。

思　考

1. 地仓穴命名的真正含义是什么？取穴要点是什么？临床上的取穴误区是什么？

2. 地仓穴为哪三条经的交会穴？有何特殊临床意义？

3. 地仓穴的功能主治是什么？为什么说地仓穴不仅守护胃气，而且守护语言和神志？

4. 地仓穴在治疗面瘫、面肌痉挛、三叉神经痛等面部疾患的急性期时在刺法上要遵循什么？

5. 地仓穴所谓的"一穴三透"法为何而设？此刺法的要点是什么？

6. 何为地仓穴临床发挥中所谓的"吕氏春秋"针法？

7. "吕氏春秋"针法中的两"口"字各代表什么穴位组合？如何交相辉映？临床上应用此针法的适应证是什么？

8. 为什么说水沟穴和承浆穴合用可交通任督二脉借以沟通天地？二穴在八卦属性上有何特殊关系？

第十一讲　颊车穴（ST6）

定位取穴

颊车的定位是比较容易的，有一个要点：在下颌角的前上方（约一横指），让患者咬牙，咬牙的时候咬肌就隆起，按在隆起的部位，再让患者放松下来，指下凹陷处就是颊车穴，稍微加点力压这里，患者会感觉酸痛。

功效主治

颊车穴，属于足阳明胃经，在临床上用这个穴主要是治疗局部病，也就是头面疾病。它还有两个不同的名字，一个是"鬼床"，因为它属于十三鬼穴，通治一切癫狂症。另外一个名字叫"机关"，"机关"是什么意思呢？颊，面颊的意思；车，承载、转动的意思。古时候所讲的颊骨、辅骨、下颌骨、上颌骨等，上下颌骨在一起，一起合作，帮助牙齿的咀嚼转动开合，就像机关一样。

我们在咀嚼食物的时候，可以开合、咀嚼、转动，就是说其用如车，就像车轮一样一直在转动。在人体上面，还有另外一个穴，名字也有类似的解释，它就是足少阳胆经的阳辅穴。

颊车穴属于足阳明胃经，多气多血，它的本意就是通过咀嚼食物，输送食物，运送五谷精微气血，所以颊车穴有几个因素在里面。颊车又叫鬼床、机关，就是说它和情志有关系；它属于胃经，又和脾胃有关系；因为咀嚼食物，要有牙齿的参与，肾主骨，齿为骨之余，它又和肾脏有关系。这几个元素就出来了，和情志有关系一定有火的参与；属于胃经，脾胃，就是属土；和肾有关，就是属水，颊车三元素就是水、火、土。

颊车穴有祛风清热解毒、开关活络通经的功效。在临床中颊车主治局部的疾病，如牙痛和面瘫。还可以治疗颈项强痛、腮腺炎以及神志病。

临床体会

牙痛分三个分型，即胃火牙痛、风火牙痛和肾虚牙痛。首先，不管是哪一类牙痛，都可以直接按照经络远端取穴，直接用合谷、内庭穴。在临床中，不需要分左边牙痛用右边合谷，或者上牙痛用内庭，下牙痛用合谷等，患者有牙痛，直接用内庭、合谷，左右合谷、左右内庭都可以。

胃火牙痛，泻内庭或内庭放血；风火牙痛，还是用合谷、内庭，可以加行间穴和外关穴。一般来说胃火牙痛、风火牙痛都取泻法。如果患者是肾虚牙痛，除了合谷、内庭，再加太溪就够了。

这三种牙痛，颊车穴都可以在局部放血，不只是治疗牙痛，用颊车治疗面瘫、腮腺炎时，都可以局部放血。

毫针针刺颊车的方法，上牙痛，针尖朝上，下牙痛，针尖朝下，斜刺进针 1～1.5 寸，局部要用泻法，可以用捻转和提插的方法。

面瘫、面神经麻痹这类疾病，治疗用颊车透地仓，或者地仓透颊车，或者两穴互透，一般用 1.5 寸的针平刺。因为治疗面瘫，也就是所谓的口歪，《百症赋》记载用颊车和地仓。当然现在我们治疗面瘫时，不止这个配穴，还有其他的配穴，比如翳风和牵正，我的老师以此作为首选配穴，我个人也比较喜欢这样用。

颊车穴在《针灸大成》和《铜人腧穴针灸图经》里面都有记载，可以治疗颈项强痛，但是要有配穴。也就是说颈项强痛就用颊车、大椎、绝谷、阳陵泉。在治疗颈项强痛时，颊车的刺法还是斜刺，由浅入深，从前向后刺，大幅度、大力、缓慢地捻转，同时让患者活动颈项。

治疗颈项强痛临床有太多的经验穴和效穴，在面授课讲"颈肩部的针刺技术"时也给大家讲过基本的配穴及原则，其中颊车只是一种治疗方法。治疗时，先扎患者的绝骨和阳陵泉，留不留针都可以，让患者活动颈项后取针，不需要留针。然后在大椎穴再做快速的针刺，或者在大椎穴加火罐。以前都是用玻璃罐火罐，现在这两年多用易罐，个人认为易罐的发明很棒，因为临床使用非常方便。通常在患者大椎穴下一个易罐，然后再在患者的曲垣穴，也就是肩胛骨内侧缘，再下两个罐，大椎穴的罐子可以稍微大一点，两边的小一些。

还可以在患者的手上去找穴，比如后溪、中渚、合谷等，同时让患者活动颈项。或者不在远端去找穴位，就在颊车揣穴，然后一层一层地针刺，往往患者有强烈的酸胀感，酸胀感可以向耳后传导。

颈项强痛实际上是指什么呢？古时候讲颈项时，颈是颈部的前面，项是颈部的后面，假如患者的前面也就是说胸锁乳突肌有问题的时候，颊车穴用这种方法针刺，效果应该是不错的。当然也可以同时去松解患者的乳突后。

如果患者有腮腺炎，我们用什么穴呢？就是加上合谷、风池、翳风和角孙。

颊车还有一个重要的作用，可以治疗神志方面的疾病。对于针灸来说，除了治神的概念，还有"神气""神机"等概念。在针灸的治疗中，我们常讲的上工治神，针灸调的枢机是神；但是，颊车穴不是用来调神的，它是在"窍闭神匿，神不导气"的时候用的。当神被闭阻时，通过颊车穴，把被郁阻住的神疏通释放出来。当然你非要说它就是治神、调神，也可以，但它和大家平常所说的治神，实际意义还是有差别的。

"百邪所病者，针有十三穴也。"十三鬼穴用于治疗一些比较怪异的精神神志疾病，是比较特殊、情况比较严重的精神障碍疾病，不是一般的情绪变化、情绪失调的疾病。大家一定会发现一个现象，十三鬼穴位于颜面部位还是蛮多的。脑是元神之府，为髓之海，神明之体。颜面是什么呢？

颜面的穴位虽然不都是十三鬼穴，但实际上多多少少都和神有关，尤其是眼睛，是心灵的窗户。

我的理解，如果说脑是元神之府，面就是神之所现。举个例子来说，神住在房子里，房子就是我们的脑，就像人住在房子里，不能只在房子里，可能从房子里出来，到院子里溜达溜达，面部实际上就可以理解成神的庭院，有一个穴叫神庭，也可以如此理解。

颊车穴叫鬼床，是十三鬼穴之一，通治一切癫狂症。在现代临床中，可以用颊车穴治疗精神分裂症。患者痰气上逆，闭阻心窍，可以是精神分裂症，也可以是抑郁症。

精神分裂症的经典配穴是颊车配飞扬和丰隆穴，如果是一般意义的抑郁症，可以用颊车配左丘墟、右阳辅穴。抑郁症的治疗，配穴非常多，以后如果大家感兴趣，可以专门讲一个专题。以前给美国同学讲课的时候，专门讲过专题"阳气在针灸的临床应用"，关于阳气在针灸临床当中怎么应用，这些年总结了一些心得，以后有机会再和大家分享。

假如用颊车穴治疗比较严重的精神疾病，或者把它就当作十三鬼穴之一的时候（十三鬼穴是一个整体，需要配合一些手法，甚至配合意念和呼吸，要和其他的穴位配合起来使用），要记住，针刺十三鬼穴是有一定次序的；另外，十三鬼穴针刺治疗精神疾病的时候，每次不要把十三个穴都刺足了，一定要留有余地。

颊车穴治疗神志方面、精神方面疾病的时候，一定要缓刺，要徐入徐出，像循循善诱一样，像跟患者谈心一样，需要自己理解、体会。

如果在临床上，见到患者有心神方面问题，又合见脾胃的问题，举例来说，患者经常睡不着，睡不实，或者是多梦、磨牙，甚至小儿惊风等这一类问题，并且合见有脾胃方面的问题，可以用颊车配合其他穴位治疗。

有神的问题和脾胃方面的问题，比如说脾虚，或者是有胃燥等，出现这种情况要用颊车穴和中脘穴，除了这两个穴，还要观察颊车三要素的火。

观察火大概看两个方面，一是相火炽盛，热毒扰心，这种情况下用颊车穴和中脘穴的同时，可以配劳宫、大陵，或者可以用颊车穴和中冲穴放血，泻中脘。还有一种情况是患者相火不足，所谓的阳有余，阴不足，这是心火盛，心火盛造成了水亏土燥。这时候要泻心火，补脾土，补大都穴，泻少府穴，同时补中脘穴。

同时还需要注意的是有可能需要结合手少阳和足少阳这两条经络的相关穴位做治疗。

思 考

1. 颊车穴的古名称"鬼床"和"机关"给您怎样的联想？临床如何更合理地定位颊车穴？

2. 何为颊车穴的"三元素"？

3. 通治三种不同类型牙痛的方法是什么？

4. 你对"窍闭神匿，神不导气"的理解是什么？颊车的作用是什么？

5. 颊车在临床中治疗抑郁症时左侧配丘墟、右侧配阳辅的意义是什么？

6. 何为古时治疗面瘫的第一配穴方？特殊刺法如何？

7. 颊车穴治疗颈项强痛时如何配穴？刺法上有何特殊之处？患者应如何配合？

8. 为什么说面部的穴位均与神相关？颊车穴是如何治神志病的？

9. 颊车穴在治疗癫狂及忧郁症时分别如何配穴？

10. 临床中颊车配中脘、劳宫及大陵为治疗何病而设？

11. 心火盛所致水亏土燥为何要补大都、泻少府并补中脘穴？

12. 相火不足及相火过盛所致的神志病有何不同？

第十二讲　下关穴（ST7）

定位取穴

下关的"关"是"机关"的意思，这里的机关指"牙关"，是牙齿开合之机关。还有一种说法是"关"实指颧弓。牙关分上下两处，在颧弓之上是上关，也就是客主人，下面就是下关穴。上节课讲过，颊车也叫"机关"或者是"鬼床"，我们可以这样理解，颊车在面部，可以记作"肉关"，下关穴是"筋关"。下关穴也是足阳明经和足少阳经的交会穴。

功效主治

本穴可以消肿止痛，疏风清热，健耳通络和通利关节。在临床当中常用下关穴治疗面瘫、牙痛、口眼歪斜这一类的疾病，甚至有一部分的耳疾也可以用下关穴治疗。

临床体会

讲颊车穴的时候已经讲过牙痛、面瘫。下关穴是机关之重地，今天的重点是介绍如何用下关穴治疗颞下颌关节功能紊乱。

颞下颌关节，又叫下颌关节、颞颌关节，英文缩写是 TMJ。颞下颌关节紊乱综合征的英文缩写是 TMD，而我们在国外行医时习惯称为 TMJ，经常直接问患者："你有 TMJ 吗？"实际上就是指颞下颌关节功能紊乱。

临床上有颞颌关节炎、颞颌关节紊乱、颞下颌关节紊乱等名称，基本上都是一回事。

临床中大家要记住下关穴是手三阳经的经筋和足少阳经的经筋的所过之地，同时是足阳明经筋所结之处，这一点非常重要。"宗筋主束骨而利机关也"（《素问·痿论》），下关穴是宗筋结聚之地，也就是说，发生在TMJ周围的一系列的与经筋相关的疾病，要么拘急，要么弛缓，都可以用下关穴作为主穴来治疗。

TMJ主要涉及颞肌和咬肌，当然还有咀嚼肌，咀嚼肌包括翼内肌和翼外肌，但基本上是不需要考虑的，主要还是颞肌和咬肌的问题。

TMJ很复杂，关节里有个关节盘，它可以转动和滑动，通过肌肉参与吞咽咀嚼的运动，甚至表情、言语都会有它来参与。

颞下颌关节功能紊乱是一个非常常见的疾病，尤其在美国，可以说是我们针灸诊所的常见病。我在课堂里和学生开玩笑说，说话太多就会有这个病。临床上见到这种患者基本上在 20 ~ 35 岁，女性居多。它的第一位致病因素，大家普遍认同的是精神因素，易怒、容易紧张、容易激动；还有创伤因素、牙的结构问题，或是其他的因素像类风湿关节炎一类的问题。

需要大家记住的知识点是什么呢？其一，下关是宗筋所聚之地，主要是阳经经筋聚于此。其二，它和情绪精神因素有极大的关系，就是说和肝胆有非常密切的关系，这提示我们在治疗中可以考虑这个因素。

下颌关节紊乱临床表现是非常典型的：一是疼痛，尤其是在开口说话或咀嚼的时候，在关节区，就是下关的周围和它周围的肌肉会感觉有疼痛，疼痛有可能会向上往太阳穴、颞部或向枕部放射。二是可能有下颌运动异常，患者开口受限（过小）。正常人开口大约能够放进去三个手指，就是食指、中指和无名指，大概就是这个宽度。一般情况下 TMJ 患者开口只能开到一半或者是 2/3，就是说开到两个手指就不能再往上开了，经常还会在口的开合运动中出现关节的绞锁现象。另外，患者在做开口运动的时候，有弹响和杂音。

同时在临床当中，还发现很多患者合并了由于颞颌关节紊乱而造成的头痛。还有患者因为下颌关节发生了畸形改变，造成阻塞性睡眠呼吸暂停综合征。患者在睡眠中有呼吸暂停和憋气的现象，或者严重打鼾，长此以往，患者总是休息不好，有可能白天嗜睡，晚上可能会失眠，或者总是睡不醒，总是觉得特别疲劳，甚至有头痛和情绪异常等问题。有颞下颌关节紊乱的这种患者，如果长期得不到纠正，除了患者很痛苦，吃饭说话情绪都会受到影响，还会影响到面部的美容，甚至影响到患者的听力、视力等问题。

今天讲 TMJ 的重点是学习如何治疗。首先要注意 TMJ 的发展有几个阶段，有功能紊乱、结构紊乱，甚至有器质性病变的问题。大家可以在网上查到这个病的几种分型。一种是咀嚼肌紊乱类，还有一种是关节结构紊乱类，这两类是我们的治疗重点。还有一个是炎性疾病类，这种类型要吃药治疗。如果是骨关节病类，就有可能要做手术了。后面两类不是我们的重点，中医治疗的重点也是临床最常见的类型，一个是肌肉问题，一个是关节结构的问题。

操作点睛

手法治疗对 TMJ 是非常关键的。

在北美我的教学实际上分两大部分，一部分是讲推拿手法，另外一部分是讲针灸。我是希望大家以后可以做到在做针灸的时候能够适当把推拿也做到位，或者是最起码能知道和了解比较简单的手法，因为配合手法对针灸治疗来说是如虎添翼。

第一步，按压合谷穴。同侧还是对侧没有关系，也可以在两边都做按压，发现哪一边患者感觉更加酸痛就以哪边为主。按压的同时让患者缓慢地张口和闭口，大约 9～15 次。

第二步，按压颞肌、咬肌。患者坐位，医生站在患者的面前，双手手掌相对压在患者颞肌的部位（颞肌大约就是头的两侧，相当于悬颅、悬厘穴的位置，或者从头维向下到曲鬓这条线上，当让患者张口闭口的时候，可以感觉到肌肉的运动）向内按压，力量大小要均匀，同时让患者张口闭口。然后把手掌放在患者的咬肌（也就是颊车）的部位，再做相同的动作，要注意力气不能太大，让患者张口闭口，大约 9 ～ 15 次。你说 20 次可以吗？当然可以，但是如果次数太多，患者容易觉得疲劳。再强调一下，就是在张口闭口的情况下，这两块肌肉都做按压。

这两步都做完之后，再从下关的部位慢慢地手掌相对用力，向上慢慢地推，推到颞肌的部位，可以重复 3 ～ 6 次。然后再从下关的部位慢慢地向下滑推到颊车的部位。

第三步，一指禅推患侧下关穴。以患侧下关为中心点做一指禅推，1 分钟左右。如果不会做一指禅可以做按揉。因为一指禅的特点是缠绵深透，比较柔和，又能够到达深层，所以要记住操作时力量不需要太大。这个时候最好也让患者轻轻地把嘴张开再闭合，大约一指宽即可。

第四步，推挤下颌关节。前三步已经对肌肉和筋膜做了手法处理，因为下颌关节本身是骨关节，就需要对患者的下颌关节做一个前后和左右的推挤。医生站在患者的对面，用右手放在患者的左侧地仓穴，向右侧去做一定力量的推法。这是一种反复的运动，推过去让患者归位，然后再做对侧，一侧推 8 ～ 9 次就可以。

然后再前后地去推，叫推下巴。医生站在患者的侧面，一只手在患者的枕部做支持，另外一只手放在承浆穴这个部位，向后推患者的下颌，然后再归位，再向后推、再归位，重复 8 ～ 9 次。要记住动作要轻柔要缓和，这样颞下颌关节不同的方向和不同角度都做了治疗。

做完一圈之后再站到患者的面前，双手掌掌根部放在患者的下关穴，慢慢体会手下的感觉，同时让患者做张口闭口的动作。在这个治疗当中，触诊是非常重要的。如果感觉手下有筋结，就用一根针快速地松解，不用留针，然后再继续做这个动作。

在北美，按摩治疗师主张手带指套或薄橡胶手套，放到嘴里，从里到外去按摩患者的咬肌。但实际上这种方法患者不是特别容易接受，我觉得这个步骤可以省略，因为当我们做手掌按压患者有拮抗的情况下，实际上已经能够达到目的。当患者出现结构紊乱，表现为开闭口有弹响（这是关节盘有移位，人体在进行一种自我保护），然后出现绞锁（就是口张到某个部位，开口闭口受限），或者照镜子发现下颌有了偏斜，如果是在早期可以通过手法复位帮助它恢复，但是这个手法复位就要求得比较严格了，我没办法给大家往细里讲。这个复位的方法，国内习惯用的治疗下颌关节脱位的手法复位，实际我把它改良了，它是可以用的。还有一种快速的敲击法，以后有机会在面授课给大家做示范。以上讲过的在肌肉和经筋上做的软组织的手法，配合针灸手法是我在临床主要用到的，基本上是够用的。

下关穴的针灸治疗就比较简单了，和我们前面讲的治疗牙痛、面瘫一类疾病一样，大同小异。怎么配穴，针刺方法都讲过了。下关穴治疗TMJ，一般针灸要配合谷穴，因为"面口合谷收"，这个穴是肯定要用的。还要配合阳陵泉、足三里，有可能还有足临泣。记住在针刺合谷的时候一定要让患者做轻微的张口、闭口。

另外，因为颞颌关节紊乱和情绪有极其密切的关系，所以在临床当中，在针刺合谷之前，可以先针刺一些安神、疏肝理气的穴，如开四关、印堂、神庭、本神等。针刺先后问题不大，假如先刺合谷，让患者躺下再加上面的穴位也可以。

下关穴一定要由浅入深、慢慢地一层一层地的刺。下关穴大家都知道要闭口取穴，张口因为有滑动，它不是消失，但位置就变了，所以要求闭口取穴。在临床中分层针刺这个穴位时，可以让患者闭口，微张口，再闭口，再微张口这样去做。

同时还要注意结合一些其他的穴位，比如说，刚才谈到的悬颅、悬厘，或者是太阳穴。可以用太阳透下关，或者是下关透颊车、颊车透下关。做透刺的时候可以是一根针，也可以是两边互相做透刺。

思 考

1. 下关穴的"关"字从命名上给您怎样的联想？下关穴视为"筋关"的原因何在？在面部哪个腧穴堪称"肉关"？

2. 下关穴主要功能是什么？在临床中主治哪类疾病？本课重点介绍了下关穴对哪个病的特殊治疗？

3. 对于下关穴来说，务必要记住的知识点是什么？就颞下颌关节紊乱而言，普遍认同的致病因素是什么？

4. 颞下颌关节在解剖上有何特殊？下关穴在颞下颌关节疾病的治疗中为何如此重要？

5. 颞下颌关节紊乱的主要临床分型有哪些？此种患者长期得不到纠正的严重后果是什么？

6. 在治疗颞下颌关节紊乱患者时，推拿肌肉和筋膜的手法治疗分哪几步？

7. 对于颞下颌关节紊乱患者如何做下颌关节的前后和左右的推挤？

8. 颞下颌关节紊乱的针灸治疗中为何要加入安神和疏肝理气的穴位？具体配穴如何？

9. 颞下颌关节紊乱的针灸治疗中，合谷穴和下关穴的刺法有何特殊要求？

10. 颞下颌关节紊乱的针灸治疗中，如何用透刺法？

第十三讲　人迎穴（ST9）

定位取穴

人迎穴在喉结旁开 1.5 寸。女生没有明显喉结，不容易看到，可以触诊帮助定位。一般让患者稍微侧头，胸锁乳突肌就显露出来了，大约平喉结的位置画一条横线，在胸锁乳突肌前缘就是这个穴。

功效主治

人迎穴可补可泻，书本上记载可以降逆定喘、益气通脉、通络清热止痛等，可以治疗局部咽喉的疾病，又可以治疗头痛、头晕，呼吸、气血不足的问题，还可以治疗高血压。

关于人迎穴治疗高血压，大家需要特别注意。高血压肯定和气血有关，针刺人迎穴比一般的传统配穴治疗高血压的效果要快得多。但是一定要小心，个人不提倡！我刚来美国的那些年，碰到高血压患者使用人迎穴，实际上是根据现代解剖，因为人迎穴在颈动脉窦深处，颈内外动脉分叉处，再往里有交感神经干、迷走神经等。针刺颈动脉窦是比较危险的，颈动脉窦是压力感受器，针刺它可以调节血压，尤其是收缩压，这方面的文章很多，一般需要深刺。根据不同的人，一般是 0.8 ～ 1.5 寸，往往是要过了 1.2 寸才可以起作用。现在高血压不需要用这个方法治疗了，它可能是很好的一个穴，但是有一定的危险性，如果没有经过严格的训练，容易出危险，即使是有严格的训练，也还是需要特别小心，如果患者有解剖变异，就是再小心还是容易出问题。所以还是那句话，没把握的针刺技术不要去用，可以缓一点、慢一点，给患者慢慢地调，用传统配穴也可以治疗。

人迎穴有几个知识点需要注意：

人迎穴属于足阳明胃经，是足阳明和少阳之会，它有另外一个名字叫"天五会"。天，应阳，这个穴位所在的位置是阳位，所以说是天。五会，有两个解释：一是它和天窗、天牖、天容、天突、天鼎这几个带"天"字的穴在一起，接受从它们传来的经气，汇集于此；还有一个是人迎可以应五脏之气血。

脉有人迎脉、寸口脉、跗阳脉（也就是冲阳脉）等，而人迎脉占有极其重要的地位。在临床中，还有几个地方大家需要注意，比如说头维、气冲、太冲、太溪等，都有不同的临床意义。

《灵枢·本输》里有一个七次脉的概念："缺盆之中，任脉也，名曰天突；一次任脉侧之动脉，足阳明也，名曰人迎；二次脉手阳明也，名曰扶突；三次脉手太阳也，名曰天窗；四次脉足少阳也，名曰天容；五次脉手少阳也，名曰天牖；六次脉足太阳也，名曰天柱；七次脉项中央之脉，督脉也，名曰风府。"包括了颈项部从任脉到督脉的八穴，由内至外：天突、人迎、扶突、天窗、天容、天牖、天柱、风府。颈项部对于气血来说是一个极其重要的部位，是气血转换之门户，手三阳、足三阳、任、督脉全部都在这里汇聚，都有自己的代表穴位，实际属于传统的根溜注入中的"入"穴。人迎穴又是气血转换门户之大会，它是天五会，就是说它是极其重要的一个气血枢纽。我们也在前面讲过寸口脉的太渊穴，太渊穴大家去前面查一查，就很清楚了为什么它重要。七次脉就是这八穴，以人迎为首（足阳明胃经，多气多血、气血丰盛），都可以治疗气血的问题。出现气机不通畅、阴阳不平衡、气血不平衡等问题都可以用七次脉，或者说都可以用人迎调节。

阴经的经别上颈，因为阴经的经别合于相表里的阳经经脉，经典里有

"六合"之说，每一对表里经组成一合，十二经别就组成了六合，也就是我们经别理论的重要组成部分。十二经别都是从四肢肘膝上下的正经出离的，所谓的离、入、出、合，阳经可以浅出体表，上行头项是有出，但是下面要有合。有出有入，有离有合，丰富了相表里经脉的内涵，由经别联系表里经，可以做到离、入、出、合。六合的概念很重要，非常有治疗意义，也是为什么很多时候在临床当中，需要用到阴阳经或者表里经互相配合治疗疾病的原因。

临床体会

《灵枢》里面有大量的篇幅讲人迎寸口脉的刺法。我最早接触这个概念，是通过王钊的《灵枢针灸》这本书，开始研究人迎寸口脉的刺法，虽然那本书对刺法没有解释太多。后来我在临床里逐渐理解和使用，大概是五六年还是七八年前，看到祝道长的文章也讲了人迎寸口脉。这里就不介绍他们的学术观点，只说我自己后来摸索出来的一些经验，和他们大概有些不一样的地方。当然，有很多的先贤或者是很多非常棒的同道，包括读经典，会给我一些启迪，这里一并感谢。这几年微信流行之后，讲脉诊，然后是讲脉针，流派特别多。我喜欢简单，自己用的东西，假如有效可能就一直用下去。可能各个流派都非常棒、非常精彩，但是我很多时候就喜欢简单明了的临床治法。

我自己总结出来和脉诊、遍诊法以及刘氏头针、刘氏腹针有关系的针法，大概有十多种。因为我上学期间学的是传统脉，上学时还背过《濒湖脉学》，所以应用传统脉的针法比较多，并总结了一些简单的临床实用针法。

人迎脉，是足阳明胃经气所过，胃属土，总括六腑，是六腑之海。人迎脉反映了六腑之精气、阳气的盛衰。阳气的盛衰，联系到开阖枢的概念，代表了六腑的气机。寸口脉，大家参考太渊穴。它是手太阴肺经所过，肺朝百脉，是五脏六腑之精气所会，但实际上更多反映的是五脏之精气。换句话说，人迎脉和寸口脉，一个是对应六腑，一个是对应五脏。当然五脏六腑阴阳相表里，实际上也多多少少都有关系。

人迎脉和寸口脉可以判断疾病性质，具体地说，在六经归经里归属于哪里，哪个脉有强盛，盛几倍，是一盛、二盛、三盛还是四盛。待判断之后就可以知道相表里的经络的经气顺逆、脏腑的气血盈亏，就可以相应地用适合的针刺方法做治疗，这是人迎寸口脉一个很特别的地方。

人迎寸口脉，我个人很感兴趣也研究得比较多，后来把它渐渐简化了。在面授课里面我讲过调节人迎脉一个新的方法，就是直接在人迎上调。当然，调人迎可以配远端穴，我认为都很简单。但是如果搞经典针灸，回归经典，还是要规规矩矩，最起码在刚开始的时候，规规矩矩地按照经典里的描述，做人迎寸口脉的针刺。

我们要明确，人迎寸口脉的重点是比较人迎和寸口脉搏的强盛，记住是脉搏的强盛！简而言之，它是通过比较力度的不同来确定具体病变的表里经，从而做出诊断和治疗的。

《灵枢·终始》载："持其脉口人迎，以知阴阳有余不足，平与不平……"说的就是人迎寸口脉互参，进行分析的一种方法。它并不是明确告诉我们治什么病，而是强调人迎寸口脉只要探得它们之间是不平衡的，就是一个强一个弱，有力度强度大小的不等，有一盛、二盛、三盛、四盛—— 一倍到四倍的区别。当然四盛不能见，临床见到就是疾病的晚期了。总之，诊断出人迎寸口脉的强度差，就可以用针灸调节平衡人体的阴阳表里。

《灵枢·禁服》载："寸口主中，人迎主外……春夏人迎微大，秋冬寸口微大，如是者名曰平人。""春夏人迎微大"，因为春夏木火主生发；"秋冬寸口微大"，因为秋冬向里收；"如是者命曰平人"，这是正常的，所谓的平人脉象。

人迎是颈总动脉，寸口是桡动脉；人迎实际上反映的就是阳，主外，就是六腑的问题，寸口就是阴，主内，五脏的问题。这两处脉象相应相互比较，临床意义重大。通过调节一阴一阳，人迎寸口脉法调节阴阳表里两经，调节它们之间的关系，试图平衡它们。人迎我刚说过七次脉的概念，人迎属胃经，胃属土，土生万物；寸口，肺朝百脉，主宗气。人迎寸口两个在一起，一阴一阳，可以调节治疗全身的疾病。

大家可能会有一个疑问，这也是我当时的疑问，就是从解剖上来说，颈动脉和桡动脉，血管的直径、血液的流量、搏动的力度，这两个貌似是不能比较的，这样比较合理吗？这也是我一开始的想法。我讲面授课的时候，有时会逗大家，问这样比较是否合理，大家都说不合理。虽然貌似不合理，但是我们比较的是力度，不是宽度。确实，颈动脉宽很多，桡动脉窄，它们血管的内容量也会不一样，所以我们比较的是搏动的力度，找的是它的病理态。一盛、二盛、三盛的标准是什么？这个标准很难判定，是一个比较模糊笼统的概念。比如较明显不同、极其不同，和介于二者之间三个程度，把这个界定成一盛、二盛、三盛。还是那句话，这个标准是笼统的，需要靠经验来验证或者体会理解这个标准。人迎寸口脉没有什么窍门，大家需要多摸多用。我现在已经过了多用人迎寸口脉的阶段，我个人认为找到了更简单的方法。人迎寸口脉确实非常好用，在判定很准确的情况下，在临床中可以寥寥几穴解决问题。

按照《黄帝内经》，人迎寸口脉就是上人迎、下寸口，就是颈动脉和桡动脉，一般是左边和左边比，右边和右边比，扎针反而可以调换着扎。现在脉诊的系统很多，人迎寸口脉自古就有争论，王叔和的《脉经》提到了"关前一分，人命主之，左为人迎，右为气口，神门决断，两在关后……"他是左右手关前分人迎和气口，有很多人现在用人迎寸口脉是这样做，但这种做法和《黄帝内经》说的有出入。还有人认为是右人迎左气口，还有人把人迎寸口脉混合起来等。

对于表里经阴阳不平衡或者一些用常规方法没有办法治疗的疾病，改为人迎寸口脉治疗，可以把复杂的，貌似特别杂乱的疾病简单化。比如我有一个患者做过 10 多次手术，无数诊断，吃西药无数，貌似无从下手，临床治疗就需要找到突破点切入，按中医辨证，人迎寸口脉可以极大简单化治疗。

《灵枢·终始》："人迎一盛，病在足少阳，一盛而躁，病在手少阳。人迎二盛，病在足太阳，二盛而躁，病在手太阳。人迎三盛，病在足阳明，三盛而躁，病在手阳明。人迎四盛，且大且数，名曰溢阳，溢阳为外格。脉口一盛，病在足厥阴；一盛而躁，在手心主。脉口二盛，病在足少阴；二盛而躁，在手少阴。脉口三盛，病在足太阴；三盛而躁，在手太阴。脉口四盛且大且数者，名曰溢阴。溢阴为内关，内关不通，死不治。人迎与太阴脉口俱盛四倍以上，名曰关格。关格者与之短期。人迎一盛，泻足少阳而补足厥阴，二泻一补，日一取之，必切而验之，躁取之上，气和乃止。人迎二盛，泻足太阳补足少阴，二泻一补，二日一取之，必切而验之，躁取之上，气和乃止。人迎三盛，泻足阳明而补足太阴，二泻一补，日二取之，必切而验之，躁取之上，气和乃止。脉口一盛，泻足厥阴而补足少阳，二补一泻，日一取之，必切而验之，躁而取上，气和乃止。脉口二盛，泻足少阴而补足太阳，二补一泻，二日一取之，必切而验之，躁取之上，气和乃止。脉口三盛，泻足太阴而补足阳明，二补一泻，日二取之，必切而验之，躁取之上，气和乃止。"

在临床里，可以根据这段话做。如果记不住，贴诊所墙上。我只记重点，就是一盛二盛三盛，分别对应何经，其实用熟了很好记。我觉得贴诊所墙上一点不丢面子，至今我诊所几个诊室里面都还贴着不同的东西，都是中医比较难记忆的学习资料。当然用熟了，自然而然就记住了。

再给大家先大概说几条人迎寸口脉的应用原则。第一，比较的是人迎寸口脉，左比左，右比右，就是比较应手的力度。第二，一般用拇指摸脉比较，像给小孩摸脉的一指法，用拇指最简单，也可以一只手用拇指，另外一只手用中指和无名指。第三，摸脉时要揣摸，要推一推，找到人迎寸口搏动的最强点去比较。这是大家公认的方法，比较就要比较最强点。我很少在外面上学习班，而是喜欢自己看书理解。我自己用的手法就像脉冲一样，或者持续加压，还可以用柔缓的拨法。这样讲比较抽象，以后实操时给大家演示。第四，做针灸治疗时，原文是有补泻的，如果用到补泻，在针灸的治疗中就要用到五行的生克制化，五行在针灸就是以五输穴的应用为主。

补泻一般来说，如果完全按照经典，就是泻二补一，补二泻一，需要用到三个穴，这是其一。其二，简单版，如果这个病不是特别的复杂，可以用两个穴，阴经一个，阳经一个。

今天线上刚好看到一个病例分享，有人提到用这个方法，调人迎寸口脉只用了一个穴。我们不管别人啦，只需要记住经典里是要用到三个穴，临床最少用两个穴！经典里讲补泻，"阴盛而阳虚，先补其阳，后泻其阴而和之"，反过来"阴虚而阳盛，先补其阴后泻其阳而和之"。(《灵枢·终始》)

操作点睛

《黄帝内经》的三刺法大家应该很熟悉，有人说后世"三才针法"由它而来，就不提那个了。三刺："一刺则阳邪出"，意思就是先要入皮浅刺，就是古人之谓"绝皮而刺"。"再刺则阴邪出"，就是再刺深一些，把邪气排出。"三刺则谷气至，谷气至而止"。这几句话的重点是"谷气至"。"阳邪出""阴邪出""谷气至"，往深处走，谷气怎么就来了呢？实际不是这么理解的。它是指针刺时，由浅入深（当然可以再由深出浅），一定的手法之后，谷气至就是指阴阳调和。

说实在话，急性病和一部分五体病可能好得很快，但这种病也可能对脉根本没有影响。治疗复杂的内科疾病时，"病去如抽丝"，脉的变化不只是脉平，谷气至阴阳开始调和，病开始向愈，慢慢好转，有愈合的趋势。这是一种趋势，脉也是出现一种趋于和缓的趋势，这才是针刺后脉象的变化。"针入脉平"患者的病就能一下子没有了吗？真以为针刺什么病都可以如汤泼雪？这就是开玩笑，不是每一个病都可以"针入脉平"。

针刺有一盛二盛三盛，二日一刺、日一刺、日二刺等，我们就不讨论了。在现在的临床里，这不需要我们特别在意，因为治疗的频率是根据患者的各方面，尤其是经脉气血盛衰来决定的，同时和针刺的手法方法、医生的经验、患者的经济条件、患者的病情等，与这些有关。这个就没有必要完全按照经典来做。

举个经典的例子："人迎一盛，病在足少阳，一盛而躁，病在手少阳。""必切而验之，躁取之上，气和乃止。"

刚才大概讲了一盛二盛三盛应该怎样去摸，经常摸就简单了。躁是躁动的意思，前段时间还专门讨论过"躁"是什么意思，有说是躁动，有说是热，有说是应手、刺手的意思，我觉得都可以。本身取之上，就是因为有热，属阳才取之上。经典里又讲了刺法，"泻足少阳而补足厥阴，二泻一补"，如果应指有躁动，就取患者的手少阳三焦经。

我给大家举的例子，就按照最原始、最标准的经典来说。有人可能会问，可以取单穴吗？怎样都可以，但是我不建议大家取单穴。当然你若执意要取单穴，一般就取阴经的原穴，阳经的下合穴。而我建议做的还是遵从经典，举个例子来说，要泻二补一，泻二就是在足少阳经上取两个穴，补一是在足厥阴经上取一个穴。临床有不同取穴方法，我个人习惯：泻二是泻真五行的本经穴和下合穴，足少阳胆经，就要取足临泣和阳陵泉，人迎一盛，足临泣、阳陵泉泻之；补一可以用原穴，足厥阴肝经的原穴太冲或者虚则补其母，用曲泉穴。我个人一般就用太冲穴。

以上就是临床举的人迎一盛的例子。至于二盛、三盛，大家可以自己去推理。

在临床需要针刺人迎穴调气血时，一般是 0.3 ~ 0.5 寸就够了。

1. 何言人迎穴是一个需要在临床中反复揣摩的要穴？

2. 天五会作为人迎穴的别名有几个特殊含义？颈部的哪几个腧穴与人迎穴密切相关？

3.《灵枢·本输》所言及的七次脉的概念给您怎样的联想？七次脉涵盖了哪些穴位？为什么说颈项部对于气血来说是非常重要的？

4. 七次脉在颈项部的八穴与气血的转换和气血的根、流、注、入有何特殊关系？

5. 何为六合？十二经别的循行遵循怎样的规律？意义何在？

6. 人迎穴的主要临床功效是什么？用其调气血应刺的深度是多少？

7. 为什么说人迎寸口脉互参，可判断相表里的经络之经气的顺逆及脏腑气血的盈亏，并借此指导临床治疗？

8. 正常情况下四季中人迎脉和寸口脉的强弱有何规律？人迎脉和寸口脉在脏腑疾病所主上有何偏重？

9. 为什么说调节人迎脉和寸口脉就可达到调节全身阴阳气血的目的？理论依据是什么？

10. 临床中运用《灵枢·终始》提及的人迎寸口脉法时应遵循的原则和探寻手法各是什么？

11.《灵枢·终始》提及的针灸补泻方法在临床中如何实施？三穴方和二穴方为何而设？

12. 如何理解"阴盛而阳虚，先补其阳后泻其阴而和之，阴虚而阳盛，先补其阴后泻其阳而和之"？请举例说明。

13. 何为《灵枢·官针》中提及的三刺法？"三刺则谷气出"的真正内涵是什么？

14. 运用人迎寸口脉法时，若见人迎一盛或人迎一盛而躁应如何配穴？请写出人迎二盛、三盛和人迎二盛、三盛而躁的针灸配方。

第十四讲　梁门穴（ST21）

定位取穴

梁门穴在脐上4寸中脘旁，前正中线旁开两寸。取穴容易，但在临床当中，相信大家可能用得不是很多，这个穴是很重要的一个穴，在治疗功用和针刺的方法方面，都有一些知识点需要注意。

梁门穴在腹部分左梁门和右梁门，取穴的时候需要注意，虽然梁门的定位是脐上4寸，但是大家取中脘也好，梁门也好，都有一个问题就是有可能这个穴取高了，尤其是梁门穴。当有的人肋弓下缘比较低的时候，左梁门有可能仅在肋弓边上。在临床上扎这个穴时，梁门穴的位置有可能要再往下靠一靠。最关键的是针刺梁门的时候，尤其是右侧，一定要小心，假如这个患者有肝脏肿大，要注意针刺时就不能够刺太深。

针刺时，一般左右都是直刺或者是斜刺。右边一定要小心，一般0.5寸，我建议大家是斜刺0.5寸到1寸，左边可以是0.5寸到1.5寸，角度稍微倾斜一下是没有问题的，因为有两条线，可以在这两条线上去做透刺。

功效主治

腹部有一系列的足阳明胃经的穴，梁门穴可以治疗胃腑病，胃腑以通为和，所以梁门穴主要是治疗胃痛、痞满积聚一类的以实性为主的病，功用是和胃消滞，理气健脾调中；当然这个穴也可以治疗虚性的疾病。

梁门穴的功用已经说过了，我们就直接步入主题，在临床中要注意几个问题。

凡是胃部疾病，在腹部取穴时一定要有触诊。在触诊之前要先望腹部的形态。比如足阳明胃经，在腹部这条线上要看是有凸起还是凹陷，颜色是怎么样。很多患者有胃脘疾病的时候，腹部局部的颜色可能和其他的区域不一样，经常在肋弓或是在某一个穴位，比如说中脘、梁门、天枢、关门、太乙、滑肉门等穴位，这些部位有可能颜色是不一样的，往往比正常的地方要稍微深一点。

望之后就是摸。摸什么呢？一是软硬的程度，如果摸起来手下比较柔软或是喜按的，代表的是什么？手下是紧硬的张力比较大，或者拒按的又代表什么？这就是一个虚一个实。二是温度，如果是正常人，做腹部触诊时，感觉手下比较柔软，而且温度适中，当手下感觉有热或者是寒凉的时候，就有诊断意义了。

为什么说触诊很重要呢？我们不要被患者的主诉所迷惑，往往在临床当中，有可能患者说感觉口渴、身体发热等，但是在给患者做腹部触诊时，上腹部或者是下腹部，有可能反而在手下感觉是寒凉的。这时候触诊就非常有意义。实际上腹部触诊和脉诊或者舌诊的意义是一样的，而且可以互参。患者的主诉是感觉发热或者想喝凉水，我们手下的触诊，反而是手放上去之后待一小会儿感觉是发凉的，它的意义是什么？大家可以想想。

当然这个课不是讲腹部的诊断，面授课会讲刘氏腹针，会包括八卦针的内容，八卦针有一部分就是讲腹部触诊。腹部有很多文章可以做，可以做触诊、诊断、针阵，还可以做推拿手法的治疗，这里暂不细讲。

刚说过腹部触诊的两个要点一个是温度，一个是软硬。关于软硬，很有可能在腹部会摸到筋结。腹部的筋结或者说腹部的结，是和其他地方不一样的，腹部的结可以是软的也可以是硬的，也就是说它可以是有形的，也可以是无形的，可以是气态化的，也可以是实性的。

假如摸到的结是实性的，就要用针或者手法，一般来说用针见效快，腹部的松解要一层一层地刺。如果感觉这个结是虚性的，也就是气滞类的，这种情况需要疏肝解郁，用远端取穴的方法治疗。

治疗脾胃病一定要与中线的任脉合参，天枢、神阙以下我们先不讲。讲到后天之脾胃，神阙处于带脉之上，需要和什么互参呢？"下脘建里中脘前，上脘巨阙连鸠尾"。也就说一直从神阙（水分这个穴也需要考虑，但是它不是最重要的），一般就是下脘、建里、中脘和上脘，再往上走就是巨阙，这几个穴一定要和旁开的足阳明胃经的穴位互参。

治疗脾胃病时，在脑海里应该马上出现腹部的三条线，我给它取个名字叫"三纵一横"，就是两边的足阳明胃经、中间的任脉和带脉。"三纵一横"是很重要的。

脾胃疾病在临床方面，西医一般说胃病，中医也讲胃病，就是胃腑病，也可以说是脾胃病。脾胃永远是在一起的，所以在考虑治疗现代医学讲的胃病时，一定要考虑到脾脏。脾胃要合参，也要和任脉合参，同时要考虑到肝、肺，也就是金木的作用。

在临床中，从梁门开始往下，"关门太乙滑肉起，天枢外陵大巨里"，从梁门到天枢这几个穴实际是连在一起的，我就给它起了个名字，叫"梁天线"或者是"梁天区域"。梁就是梁门的梁，天就是天枢的天。足阳明胃经分左右，在脐之上带脉之上，有两条"梁天线"，分为左梁天线和右梁天线，就是指从梁门到天枢左右上腹部区域。实际上梁门、关门、太乙、滑肉门都可以放在一起，这一条线上的穴位作用基本上差不多，天枢后面会细讲。

左梁天和右梁天这两条线的侧重点不一样：左梁天以实性的胃腑病为主；右边的也不能叫虚性的，右边的是以气性的或者是无形的胃腑病为主。再强调一遍，大家记住在用左梁天和右梁天这两条线的侧重点是不同的，左边是邪气实，右边以气性的病变为主，它们都要和中脉也就是任脉合参。

梁门穴自古就可治疗痞下满。所谓痞下满，就是心下痞满。治疗心下痞满有著名的三个泻心汤，就是半夏泻心汤、生姜泻心汤和甘草泻心汤，是治疗痞症的三个主要方子。临床上这种患者很常见，患者觉得胃口堵得慌，好像什么东西堵在这里，不上不下的感觉。人如果有七上八下、不上不下的感觉，都是一种病理态，这个实际就是中焦不能运转了，也就是脾不升、胃不降。

胃为水谷之海，主受纳、腐熟水谷，五脏六腑皆禀气于胃，胃的功能一定要靠脾的运化功能来帮助完成。脾升胃降，中焦脾胃是其他四脏的枢纽，如果中焦斡旋之气转不动，其他的脏腑一定就会出现功能失调。

治疗心下痞满，就是三个主穴，中脘、内关、足三里，在临床可以加梁天线。患者如果是以气的瘀滞为主，痞满的病机就是以瘀滞为主，主要以右梁天线为主，揉摩右梁天线，左边可以配穴。

如何配穴呢？举个例子来说，假如患者有胃炎，胃炎其实多多少少每个人都会有，急性的或者慢性的。急性的胃炎一般来说都是实性的，这种实性的病变基本上治疗选用足三里、中脘、梁门、天枢，再加一个内关穴，用不用手法都行。

如果是慢性胃炎，在临床治疗中要分型。六腑以通降为和，治疗的思路就是以通降为利。主穴是中脘、内关、足三里，同时可以配梁天线，梁天线以梁门为主。假如是寒湿类伴肝郁，它是介于实性和气性之间的，食积和痰湿肯定是实性的，肝郁就是气性的，大家要注意分类。足三里、中脘和梁天线（左梁天、右梁天），这是主穴。

现在讲配穴，寒湿类可以配公孙、建里、神阙、关元，可以加灸法；肝郁类可以配支沟、太冲、阳陵泉、足临泣，化火就用行间；如果患者是食积，加下脘、内庭；如果是痰湿类就加丰隆、阴陵泉。配穴很简单，都是常用的大穴。

中焦气机斡旋，一定要注意有左升右降和顺时针、逆时针的问题，我们面授课里讲过天地汇、左升右降的配穴都可以用在这里，主要目的就是通降。

胃腑病以实性为主，但是还有一类患者，就是脾胃虚弱，正气虚，大家一定要注意这一类的患者。正气虚的患者，足三里用灸法，用补法，中脘、天枢、关元、气海，都可以用补法。但大家一定要注意，虽然说是用补法，但补的是脾，胃还是一定要通降。而且不只是单补脾和单去做胃的通降，还需要把脾和胃结合在一起运化，要脾升胃降，让脾胃的气机转起来，脾胃的小宇宙带动其他四脏的一气周流。所以脾升胃降很重要，不能单纯地去补，也不能单纯地去通。在临床上常见明明是脾胃虚弱的患者，吃了一堆的补品，有的时候反而越补问题越多。为什么呢？因为没有通，脾胃没有运转起来。这种类型的胃病的治疗已经是常规了，我们面授课都讲过，任四督五针法、天地汇、腹八卦、左升右降、灸法配合中药等都可以。

胃病如果再发展就不好治了，它有两个发展方向：一个有可能发展为胃溃疡，一般来说，郁而化火的就可以发展为胃溃疡。还有一个就是火灭了，或者瘀滞太严重，导致患者正气衰败，发展为萎缩性胃炎。这两种情况在临床中都算是比较难治的。

治疗胃溃疡，首先可以在患者腹部梁天线的周围和任脉找点，找瘀滞点或瘀滞区域放血。像这种情况先找点放血，再泻足三里，泻上巨虚，再加合谷、三阴交。针灸的治疗比较简单，就这么几个穴，重点是找点放血。一次不要放太多，不要伤正气，可以隔三五天做一次放血，最后基本上找不到瘀滞点的时候，就可以慢慢地改成加配穴针刺，可以用补法或是用艾灸。

如果患者已经是萎缩性胃炎，放血还是跟上边讲的思路差不多，也可用针松解同时要注意疏肝健脾。加一些疏肝的穴，同时要用背俞穴慢慢调养。这个就急不得了，还可以加呼吸导引训练、食疗，帮助患者恢复。基本上梁门穴就是这些内容。

操作点睛

在治疗胃腑病，比如急性的腹痛或是胃痛的时候，大家要注意局部一定要浅刺，一定要结合远道刺，远部的腧穴，就是远端和局部结合，但是局部要浅刺。

思　考

1. 梁门穴的临床主治特点是什么？

2. 临床上在定位双侧梁门时有什么可能犯的错误？右侧梁门穴在取穴上有何特殊注意事项？

3. 左右梁门穴的进针深度是什么？为什么？

4. 中西医对胃病在认知上有何异同？中医在治疗胃病时还应考虑到其他那几条经的影响？

5. 为什么说在治疗胃部的疾病时望诊及触诊至关重要？具体如何实施？望触诊的关键点是什么？

6. 针灸对于腹部触诊所得的实性及虚性的结应如何处置？何种情况下应该考虑配以远端穴疏肝解郁？

7. 何为腹部的"三纵一横"？这些腹部的纵线和横线彼此之间有何密切关系和影响？

8. 胃经治疗脾胃病（带脉之上）时，与任脉诸穴互参的意义何在？除此之外为何还应注重肺肝（金木）的影响？

9. 在临床治疗中，左右"梁天线"各有何侧重？在治疗急性胃腑病时刺法上有何特殊？

10. 心下痞满可能的病因是什么？主穴有哪些？如何配穴？

11. 慢性胃腑病有哪几种临床分型？如何配穴？刺法中如何达到"六腑

以通为用，以降为顺"？

12.临床上治疗虚性胃腑病时，在补脾的同时为什么依然要保持胃的通降？具体如何实施方可达到中焦气机之左升右降及人体气机之一气周流？

13.临床上对于郁而化火的胃溃疡及气滞血瘀正气衰败的萎缩性胃炎如何处置？注意事项是什么？

足阳明胃经

第十五讲 天枢穴（ST25）

定位取穴

天枢在脐旁2寸。

功效主治

天枢是一个非常重要的常用穴，大家在临床中可以说是每天必用。天枢的"天"指上部之气，"枢"就是枢纽的意思，通肺经转浊气出大肠。在历代的典籍中都说这个穴治疗急性的腹部疼痛，尤其是脐部的疼痛。现代因为这个穴是大肠募穴，所以在急慢性肠炎用得比较多；另外这个穴也是治疗便秘、腹泻的常用穴，还可以治疗妇科的疾病如痛经，这个穴也是一个常用穴。

临床体会

从穴名中"枢"字来看，枢纽就是转换或者门户的意思，这个门户是连接和调整上下腹部气机的枢纽，是水谷精微消化吸收的一个门户，所以从名字上可以理解为它是沟通中焦和下焦的一个桥梁或者一扇门户。根据它的主治不同，这个穴可以有多种不同的扎法。

治疗腹部的疼痛，各种肠炎或腹泻、便秘等疾病，可以用直刺。在临床当中直刺一般情况下从 0.5～1.5 寸都可以，但是直刺也分不同的扎法。我们都知道天人地三部，就是三才法，三才法是怎么操作呢？举一个比较浅显的例子，假如这个患者天枢穴针 1.5 寸，天部就是 0 ～ 0.5 寸，人部是在 0.5 ～ 1 寸，地部是在 1 ～ 1.5 寸之间，可以分成这三部去操作。

《灵枢·终始》里提到的"三刺"，"故一刺则阳邪出，再刺则阴邪出，三刺则谷气至"。现在大家用三才法已经不这么细致，而是多把穴位分三层，也就是可以根据疾病所在的部位和时间决定天人地的三个部分。若患者是外感或者是比较急性的寒热病，在天部行气就可以了；若属于经络病，比如属于大肠经的病，可以在人部去行气做手法；若是麻痹疼痛，长期的慢性疼痛，就需要往深处去扎，在地部行气。

直刺可以用三才法，分部做手法，还可以做单式补泻和复式补泻。单式补泻在天枢穴，主要可以用呼吸法和徐疾法。徐疾法在临床中用得比较多。徐疾的泻法要先深后浅，一进三退；补法要先浅后深，三进一退，也就是"一退三飞，真气自归"。如果对"三进一退"或者"一进三退"不熟悉，就可以数数，数数什么意思呢？就是往里走，做补法的时候，可以数 1、2、3，然后退的时候数一下就可以。这种方法是要把浅部也就是天部的阳气往深处带，为什么要一退呢？是要把阳气留在这个部位的深处。

在临床还有一种手法，属于类营卫补泻的范畴，就是说直接把穴位分阴阳两部，在阳部做手法，对应心、肺，在阴部做手法，对应肾、肝。你也许会说我是用天枢穴治疗肠炎、腹部疼痛，与心肺和肾肝有关系吗？实际上关系非常大，天枢穴是中焦和下焦的一个桥梁，而且我前面说过，肺金沉降转浊气出于肠部，所以跟上焦也是有关系的。

在刺法中，遵循这个原则，也是阳部从心肺，阴部从肾肝。尤其是做后天八卦，后天八卦有一个四正位，如果把天枢作为四正位的两端的时候，也就是把人体想成从一个大的整体缩归到后天八卦图，缩到腹部的时候，意义又不同了，这就是我们所说的离位、坎位、震位、兑位。我在临床当中扎后天八卦和脐针的皇帝位是不一样的，我是以患者的左边为震位，当然这就是另外一个话题啦。

天枢穴的扎法，可以用单式补泻，也可以用复式补泻。书本上记载的复式补泻比较多，最常见的烧山火、透天凉，或者是简化的烧山火、透天凉，即进火补法、进水泻法，或者是热补法、凉泻法等。简化的烧山火、透天凉在这里也是很好用的，根据患者是实性还是虚性可以在临床中采用。再复杂些的手法"阳中隐阴""阴中隐阳"也可以在这个穴用。这些手法是垂直进针的时候做的。

垂直进针就是90°角进针，一般有几个不同的针感层。针刺最常用的两个手法，一个是捻转，一个是提插，也是本穴主要分层针刺基本手法。在进针的第一针感层，就是突破脂肪层到达腹外斜肌，因为脂肪层很松很容易扎，根据患者胖瘦不同来扎，感到针下有沉紧感的时候，应该就是第一针感层的部位。在这个部位如果做捻转，需要找到这一层的筋膜，在这一层做捻转的时候，患者的针感还是比较强烈的，有可能会突然地刺痛一下，但是一般情况下是胀痛，发紧发胀的感觉，直径不会超过2～3寸。从这层再往深刺，是第二针感层，手感还是属于比较坚韧的，胀痛有可能会加剧，患者的腹部有可能会有一种抽动或者是收缩感，最主要的针感是胀痛，比如你扎的左边天枢，针感会在左边的腹部，向上向下向侧面走，尤其是向侧面走。然后针再往里走，其实走的距离并不是很多，就在快要进到腹膜里面的临界点的时候，到达第三针感层，就感觉比较大的阻力了，针下比较坚韧，这时候患者会感觉比较深部的胀痛，扩散的范围应该会更大，有的时候针感会向背部传导，还有的患者会感觉针感往下肢走，下肢有酸麻酥的感觉。

平时在临床当中我们有可能会用天枢穴治疗腰痛，就是经典里的"从阴引阳"法。当然如果是扎腰大肌，天枢穴还要往深处走。至于要走多深呢，有一个方法，需要把腹部的肠管推开，理论上来说的推开，然后深刺，深刺是穿透腹膜再往里走，一般要用3寸的针。这个时候患者的体位要半屈着腿，就是屈膝，然后在这个部位扎。治疗长期的腰痛，慢性劳损，实际就是腰大肌损伤，这种深刺是从腹部治疗腰大肌。个人治疗腰大肌一般不这样扎，而是让患者侧位，因为患者侧位时肠管等会往下坠，然后从侧面进针，去扎腰大肌。

实际上有很多人会比较担心，担心扎天枢穴，扎到腹腔内，扎到肠管，会不会造成感染呢？这个基本上不用担心，因为现在用的不是以前的粗针大针，也不是火针，所以基本上不会出现这种情况的。当然临床当中我们没有必要去涉险，尤其是在美国做针灸的治疗更要注意，没有必要拿根长针，患者看了以后特别害怕，会增加患者紧张恐惧感和不信任感，对治疗疾病也没有什么好处。而且治疗腰部疼痛，当然可以用刚才我说的"从阴引阳"的方法，但是没有必要一定如此，我们也可以用背部及远端取穴，当然也可以用一些手法去做。

再举个例子来说，比如中脘穴，大家会说某人技术好，可以用4寸针去扎，其实很简单，我的学生都可以去扎。但是这个有意义吗？意义不大，我们可以用别的方法，去达到同样的治疗效果。即使你真是要从腹部治疗腰痛的话，不说从侧面扎腰大肌，只是说一般情况下治疗腰痛，实际上也没有必要真是让针去直接刺激腰大肌，只要针到达我说的第三针感层，就是在即将突破腹膜的时候，在这个地方就可以了，就足够了，很多时候针感就会往背部走。

现在再说一下斜刺。在患者有痛经的时候可以用斜刺的方法。使用天枢穴时一定要辨证和配穴，比如天枢可以治疗上、中、下焦疾病，它的配穴就非常之多。

在治疗痛经的时候，尤其是气滞血瘀型的痛经或月经不调这类疾病，不是经期时可以用直刺，但是在痛经的时候，比如说患者现在是月经第一天、第二天，非常疼痛，月经量比较大，这个时候一般情况下尽量不扎局部，不扎患者的下腹，天枢就是一种选择了。

一般天枢穴气滞血瘀型要用针，虚寒性可以用灸法，或是在下腹部的子宫、关元等穴用灸法。如果现在是气滞血瘀型，就需要用1.5寸的针向下斜刺。为什么不直接刺激患者的下腹部呢？因为如果在下腹部下针，患者经量会增大，所以就改用在天枢下针，这就是临床比较常用的替代刺法。

再回到最开始说的"枢",枢纽,也就是一个桥梁,沟通患者的中焦和下焦,也就是说它沟通患者的先天和后天。那么用一个什么针法去沟通呢?可以用功能针法去促进蒸腾气化,也可以用结构针法去达到我们的目的。结构针法是什么呢?以右边天枢为例,在右边天枢穴下针,在这个穴同一点交叉下两根针,一根是往上斜刺,一根是往下斜刺。让针感既往上走,又往下走,这就是交通中焦和下焦,也就是交通先天和后天的意思。如果是针阵,参考我的张力牵引针的"天地汇"。当然,也可以把意念用在针上面,就是在天枢穴下针之后,不管是直刺,还是斜刺,把意念加进去,至于这个意念怎么加进去,则又是另外一个话题了。

思 考

1. 从天枢穴的命名如何联想它的主治功效? 中医典籍中又是如何阐述其功效主治的?

2. 天枢作为大肠的募穴临床中除治疗肠腑病还常用于治疗何病?

3. 临床上如何决定在天枢穴的不同层次行"三才法"? 何为简化的单式补泻手法?

4. 何为天枢穴的"阴阳补泻"刺法? 目的是什么?

5. 天枢穴直刺时如何达到三个不同的针感层? 各层有何感觉?

6. 天枢穴直刺治疗腰大肌病变或慢性腰部劳损时患者的体位及进针深度是什么?

7. 选择斜刺天枢穴在气滞血瘀型痛经时的原因是什么?

8. 何为所谓的天枢穴"结构针法"? 如何具体实施? 目的是什么?

第十六讲　水道穴（ST28）

定位取穴

水道穴的定位，在脐下 3 寸，旁开 2 寸。所有在小腹的穴位，也就是在脐之下定位的时候，都必须要用骨度分寸法。腹部用四指定 3 寸一类的定穴方法，基本上不准确。因为大家自己量一量就知道了，往往超过手指同身寸很多。这个穴先要定关元和天枢，关元和天枢定位后，水道就找到了。

功效主治

水道，水就是水液，道是道路。水道穴在靠近小肠和膀胱的位置，这个位置隶属于下焦。《素问·灵兰秘典论》说："三焦者，决渎之官，水道出焉。膀胱者，州都之官，津液藏焉，气化则能出矣。"所以，这个穴属于下焦，膀胱之所系也。它的功能是治疗与水液代谢有关的疾病，所以命名为"水道"。

水道穴的功能是利水消肿、除湿热、通调水道、利膀胱，可以治疗腹水、小腹胀满、水肿、小便不利这一类的疾病，也可以理解为现在所说的肾炎、膀胱炎、尿潴留等病。

水道可以疏通经络、调经、止痛，可以治疗腰脊强痛、小腹痛、腰痛这一类的病，甚至说有腰痛合并下肢麻木的情况，也可利用水道配合其他的穴位去做治疗。

临床体会

一般来说，在临床中用水道穴需要配穴气海、关元、中极、三阴交、阴陵泉等，还有背部的肾俞穴、命门、大肠俞这一类穴位。水道穴的刺法主要有直刺和斜刺两种。直刺 0.5～1.5 寸，斜刺，一般来说要朝向耻骨联合的方向，大约进针 1～2 寸。如果治疗便秘，只刺左边的水道就可以了。当然便秘不可能只刺水道一个穴，可以用天枢、大横、腹结、水道，还可以在脐部周围做一些手法，都可以治疗便秘。

梁门穴讲到梁天线有三条线，就是足阳明胃经从梁门到天枢左右两条线，再加中间的任脉。现在讲水道穴，以天枢为界，上面四个穴，下面三个穴，上四下三，和中间的任脉组成三条线，从天枢到水道，叫作"天水线"。

天水线的触诊，和梁天线的触诊大同小异，如果说梁天线是与足太阴、足阳明关系比较大，那么天水线，就是和足少阴、足厥阴、足太阴都有很密切的关系，它又隶属于足阳明经。所以，这几条经络大家在临床里面要多注意一下。

治疗腹部的疾病，上腹部和胃腑关系比较密切，下腹部与下焦关系密切。中医治疗，根据不同病因或者不同脏腑，有攻下、逐水，或者是消导法。从调和脏腑来说，有温阳补虚。就水道穴来说，它是偏于泻法和疏导，同时要注重配合其他穴位做补泻的调和。

水道穴最适合治疗下焦水液代谢问题或者是下焦湿热。下焦的问题，举例来说，在临床里常会碰到的淋证，就是神经性膀胱炎，患者不能很好地控制排尿，小便淋漓点滴而出，有的时候，患者可以每天 10～20 次小便，这种情况男女均会出现。中医诊断为癃闭，小便不畅，点滴淋漓不尽，病势比较缓的是癃，如果病势比较急，胀急难通，就是闭。病位一定要考虑膀胱，是膀胱的气化功能出现了问题，与脾和肾均有关系。

在临床治疗中要兼顾中焦和下焦，也就是先天和后天。以气海为主穴，可以加用水道、三阴交、阴陵泉、中极，配穴可以是肾俞、膀胱俞、太溪等穴，还有水泉、束骨或者是金门这一类的穴，针刺时要注意补泻的问题。

在临床治疗这一类疾病，我喜欢用秩边透水道，以后讲秩边穴的时候会给大家详细讲。秩边透水道是快针，这是第一步；其二，用百会穴，百会穴的具体刺法我以前讲过，大家复习一下，怎样用百会调下焦；其三，在患者的气海、水道、中极、阴陵泉配合下针。这里主要讲的是水道穴，水道穴的针刺手法是非常重要的。

现在我开始讲水道穴的针刺手法，大家都可以通过本穴的手法练习，找一找感觉。那么这个手法是什么呢？

首先揣穴找到水道穴，然后缓慢进针，小幅度提插捻转，可以 3～6 次，时间再长一点 9 次、12 次也可以。要求医生和患者都要放松，力量一定要柔和、要轻缓，按照天、人、地三部操作。

首先在天部做雀啄法，找到天部位置，然后下针，在天部做雀啄。雀啄的意义就是使患者的身体有一个预警，让下腹部的经气开始流动。做雀啄之后，再做一个匀速的捻转，意义就是候气行气。天部操作结束之后，针就进到人部，可以重复雀啄法和捻转法。当患者感觉针感要比天部更加显著的时候，把针放倒 45°～60° 度角，对向耻骨联合的位置，做一个扇面的针刺，就是说扫一个小的扇面，然后做慢一些，类似雀啄的手法，就是把提插加快，或者把雀啄稍放慢。这个手法做到位之后，把针进到第三层，就是地部，再重复做雀啄和捻转。同时，扇面范围要加大，重复了之后，再把针放倒，就是重复前面的第二步在人部的针刺。记住在地层，要把扇面的范围加大，雀啄的刺激强度也加大，让患者感觉到针感向下阴部有传导。

这就是水道的针刺方法，具体的名称我就不说了，我的这个针法是把古时补泻的针法做了一个调整，让大家容易接受，实际上就是捻转提插的概念。在临床当中，这个针法可以治疗脾湿、腹水腹胀、肥胖等这一类的情况。这个刺法是一通百通的，在水道，就是如此这般地去做针刺。

举例来说，患者有下焦湿热，膀胱炎一类的疾病，这个针法就非常好用。当然你说中极穴可以用这个针法吗？没问题！如果你就是懒，或者是你觉得这个针法还是不好掌握，那就搭架子用张力牵引针也可以，水道穴这个针法是以泻法为主。

在临床里面还要注意另外一种情况，有的患者会觉得小腹一直是胀满不舒，或者女性患者痛经，治疗了很长时间经久不愈；还有患者小腹或者腹部或者腹股沟部一直感觉怎么样都不舒服，按照内科脏腑辨证做治疗也没有治疗好。这个时候，就一定要注意是不是身体结构出现了问题，引起了脏腑的问题，也就是说由形的问题导致脏腑问题，由此导致气机的问题。举例来说，患者可能有驼背，脊柱侧弯，身体歪向一侧；可能双侧骶髂关节不平衡，有锁住的现象；有长短腿的现象，下腰部腰肌非常的僵硬，感觉躺着、仰卧、侧卧，哪个姿势都不舒服等。这就需要做进一步的触诊检查，要想到哪一条经络出现了问题，实际上是要考虑哪一条经筋出现了问题。

经筋的问题，一般来说就是足太阳膀胱经的经筋、足阳明胃经的经筋。联系到水道的位置，因为现在是讲水道这个穴，就要着重注意足少阴肾经的经筋。

关于足少阴经筋的走向，细节可以查查相关材料。大家要记住它是跟足太阳经筋相合，它起于哪里，经过哪里，大家都要注意。足少阴经筋有一个特点，"所过而结者皆痛及转筋"，"主痫瘛及痉，在外者不能俯，在内者不能仰"，这些是重点。因为这个经筋的走行挺多内容，大家只要记重点就行，现在讲水道、讲下腹，所以重点记住这一段。

当患者有腹痛、腰痛、痉挛抽搐，举例来说，痛经的症状，这个时候就可以想到有足少阴经筋的问题。那么，"在外者""在内者"是什么意思呢？这个历来医家都是有争议的。肾的经筋脊柱段为内、为阴，下肢段为外、为阳。

当患者有腰痛连及腹部，或者是在腹痛经久不愈的情况下，就要注意患者的下腰部和腰骶部，并且注意患者下肢内侧的问题，主要就是肾经或者说是肾的经筋走向，在它经过的地方，要做揣穴，摸有没有筋结，摸到了之后，要用针或者是用手法做松解，松解是为了让经气通行。

背部也要注意，腹部、背部要放在一起考虑，腹部可以用关元、天枢、水道，背部在命门、肾俞、脾俞、至阳这几个地方找反应点或者找筋结配合治疗。同时，对于经久不愈的下腹部问题，一定要注意，除了在肾经上或者是在肾的经筋上找穴找筋结松解，还需要注意，久病的患者一定有脏虚，或是气虚，就要重灸关元，或者在关元做补法。一般来说，告诉患者自己在家里用艾灸在关元做灸法，时间要比较长，需要坚持下来天天做。

这就是水道穴，同时包括下腹部一些相关的疾病，会用到水道穴及一些其他配穴治疗的情况。

思 考

1. 水道穴的位置和命名给你怎样的联想？

2. 临床上如何定位水道穴？为何定位此穴一定要用骨度分寸法？

3. 水道穴常用刺法有几种？针尖的方向有何特殊？临床上水道穴治疗便秘时通常刺哪一侧？常用配穴是什么？

4. "天水线"包括哪几个穴位？与哪几条经关系更加密切？

5. "天水线"与"梁天线"在功能主治上有何异同？

6. 水道穴在治疗下焦水液代谢障碍疾病时补泻手法上有何偏重？

7. 水道穴在治疗神经性膀胱炎（癃闭）等疾病时的特殊刺法是什么？三才刺法在本穴是如何操作的？

8. 临床上在何种情形下应考虑到下焦的疾病可能与形体结构异常有关？常见的形体结构异常有哪些？应如何着手治疗？

9. 如何理解肾经经筋主"在内者不能仰，在外者不能俯"？如何用此来治疗由形体结构异常引发的经久不愈的下焦疾病？具体如何实施？

10. 对经久难愈的下焦疾病引发的脏虚证的患者在临床上应如何处置？

第十七讲　归来穴（ST29）

定位取穴

归来穴，在脐下 4 寸，一般先取中极穴，中极穴旁开两寸，就是这个穴。但大家要注意，临床上取归来穴时，实际上可以比中极穴稍微高一点。因为下腹部有腹股沟，对应两条腹股沟线，取穴时可以有一个稍微向上的弧度，就是说取这个穴时并不是一定和中极穴是百分之百平行水平。

功效主治

归来穴的"归"就是归还，"来"也是归还，还有到达的意思。归来，在这里什么意思呢？它有很多个解释，这个穴的原义，它可以治疗女子的子宫脱垂或者男子阴囊内缩，就是说可以帮助子宫或阴囊复原，所以命名为归来。这个穴首见于《针灸甲乙经》，"女子阴中寒归来主之"，这是《针灸甲乙经》的记载。

归来穴，古籍中多记载可以治疗瘀血阻滞、气血瘀阻，尤其是寒凉所致的疾病。实际上现代已经把归来穴的功用进一步发挥了，临证记住归来穴的功用就是两个，一是治疗少腹下焦的疾病，另一个就是治疗妇科病的要穴。

归来是传统的理气散寒的要穴，主要是治疗下腹部，也就是下焦病，实际上男科病也可以用。

归来可以理气散寒、行气止痛，可以调经温经，亦可以培补冲任。归来是治疗妇科病的要穴，如《素问·骨空论》载："任脉为病，男子内结七疝，女子带下瘕聚。"

临床体会

首先讲讲归来穴治疗少腹部的疾病，如便秘、小便不利、疝气、阴痒和奔豚气。我就不在这儿引经据典，只是给大家说说简单的配穴。

疝气可以用归来配太冲、气海和蠡沟。归来穴，可以治疗成人疝气，也可以治疗少儿的腹股沟疝气、腹外疝气。归来穴治疗各种疝气，最关键的是刺法，用 3 寸针，向患者腹股沟的方向做 30°～45°角斜刺。做的时候，需要缓慢进针，然后做快速的捻转，让患者有得气感，向腹股沟和下腹部有发散的得气感。在针刺同时，需要患者做深呼吸，一般是针刺患侧，每隔 3～5 分钟行针一次。假如患者留针半小时，需要行针五六次。

阴痒可以用归来配蠡沟、阴陵泉。不论男女阴痒，尤其是男性，喜欢喝啤酒，啤酒喝多了湿聚，有可能会造成阴痒。这种问题用这几个配穴就可以。患者如果是其他原因的阴痒，再加一个手太阴肺经的列缺穴。为什么要加列缺呢？大家可以复习一下列缺穴。

再说奔豚气，如果患者有奔豚气，可以用归来，加太冲、支沟、足临泣、关元。这是治疗奔豚气的配方。

如果患者有小便不利，用归来、水道。大家可以参考讲过的水道穴的针法刺法。也可以用归来穴加水道、中极、太溪治疗小便不利。小便不利，不是归来穴的主要治疗作用，归来治疗便秘效果很好，我临证用得也多一些。

便秘可以针刺归来治疗，具体是这样做的：一般用左侧的归来，左侧的腹结穴，直刺泻法，配右侧的天枢穴和上巨虚，一起治疗便秘。有人会问可不可以加天枢、大横呢？当然没有问题。一般来说，天枢、大横是另外一个配穴，可以双向治疗，便秘、泄泻都可以用。临床上天枢取得比较多。但是假如用了左归来、左腹结和右天枢、右上巨虚，就不需要再去用双侧的天枢了。道理大家应该都明白，这是结合了中医理论气机的运行，另外也结合了现代解剖的理论。

临床中比较常见的结肠炎，或者是肠易激惹综合征，患者可能是脾肾阳虚型，症状是早晨容易跑厕所，另外是只要一沾凉，也容易跑厕所，出现里急，腹部不适，甚至腹中有雷鸣。患者经常感觉腹胀满，浑身乏力，甚或酸痛，这种情况也可以用归来穴。但是记住不是单纯地用归来穴，我们要记住一个原则，这种问题就要先温其里，再攻其表。要看患者症状，患者存在三焦之气不畅，尤其是卫气出现了问题，身体就会劳累酸痛等。温其里，要在归来穴以及关元穴做艾灸，同时用合谷穴和曲池穴配合。合谷穴要浅刺，曲池穴深刺，合谷穴最好让患者能够发汗。

归来穴的第一个作用治疗少腹疾病，第二个作用是妇科病的要穴，实际上是临床的重中之重。因为归来穴的名字，还有一个含义，就是"左归来右归来，归来归来，童子归来"。就是说它是治疗妇科疾病不孕症的一个要穴。

同时，因为它有和血调经的作用，可以治疗月经不调、痛经、闭经等，尤其是寒邪所致的妇科病，效果最好，不孕症是胞寒宫冷型的效果最好。至于痛经、闭经、卵巢炎等，虽然经典里强调了寒邪所致为佳，但实际上在临床里，无论虚实，都可以用归来穴。治疗妇科疾病，归来穴可以用直刺，捻转补泻法。

给大家介绍一个我临床上常用种子方，现在临床治疗不孕，人工受孕前的治疗，都可以用这个基础方加减。这个方就是：归来穴，加太冲、三阴交、阳池、廉泉，这是前面。后面就是患者的背部，灸四花或者是六花穴，同时灸至阳和命门；或者针肝俞、脾俞、肾俞，加上针至阳、命门也可以。用灸法，尤其治疗不孕宫寒这一类的疾病，效果非常好。

我在胸腹部研究了很多针方，前面讲过了梁天线、天水线等几条线，线下小班也讲过腹部的几个针法，现在再给大家介绍一个"水中火"的针法。什么叫"水中火"？大家都记得我线下课讲过关元穴，在关元可以做一个"小碗"。现在可以在归来这一条线做一个"大碗"。归来在脐下4寸，就是在中极穴向外旁开，但是它是带有一定的弧度旁开，从左到右整个划过来一条曲线，碗口是朝上的，曲线的弧度不是很大。这条线从中间向两边旁开，可以有中极、大赫、归来、子宫，然后有维道、五枢。

这条线可以治疗下焦的各种疾病，用这条线再配合天枢，有时候会加气海，几个不同的配穴，这个就叫"水中火"针法。这个针法是下腹部非常好用的一个针法，它把几个比较重要的穴包括在里面，同时大家可以理解一下什么叫"水中火"。

思　考

1. 穴名"归来"的原始含义是什么？《针灸甲乙经》中是如何阐述的？

2. 中医经典中是如何论述归来穴的功能的？临床主要适应证是什么？

3. 归来在取穴上与任脉中极穴之间有怎样的关系？应注意什么？

4. 归来治疗疝气时如何配穴？在针具的尺寸和运针手法上有何特殊要求？患者应该如何配合？患者应有怎样的针感？

5. 归来治阴痒时为何配蠡沟、阴陵泉、列缺穴？其中列缺有怎样特殊的意义？

6. 归来在治疗奔豚气及小便不利时应如何配穴？

7. 治疗便秘时在选穴和刺法上有何特殊？

8. 归来在治疗脾肾阳虚型肠病时应遵从什么原则？如何配穴施治？

9. 归来穴在治疗妇科疾病时为何如此重要？

10. 种子方是由腹部哪些穴位组成的？除此之外还需如何在身体的前后选穴配合？

11. 原创针方"水中火"是如何组穴的，临床主治为何？

第十八讲　气冲穴（ST30）

定位取穴

足阳明胃经的气冲穴，是大家临床中比较容易忽略的一个穴。大家可以去查一查，这个穴在参考书和文章中一般是见不到的，就是说很少会有人提及。因为我对"遍体诊法"研究过一段时间，根据"遍体诊法"创造了一套诊断和针灸的治疗方法，所以对这个穴位研究得比较多，今天就和大家一起学习气冲穴。

气冲穴出自《针灸甲乙经》，又叫气街穴。它是胃经脉气上输之处，又是冲脉所过，书上写是"冲脉所起"，实际上是冲脉所过，是冲脉和足阳明胃经之会。这个穴在教科书上的定位，在腹股沟的稍上方，脐下5寸，距前正中线两寸。在临床上，直接在腹股沟找股动脉的搏动处就可以。我现在讲的这些内容都是直接在临床上用的，我们不是在学校学习点穴，考试点穴考这个位置，所以就是找它最实用的地方。

功效主治

气冲穴的功用是调气血、舒缓宗筋、宽胸理气止痛等。功用大家都不用着急记，等我后面讲到几个知识点之后，自然而然就会明白了。它的主治病证在临床上主要是胸腹满胀不舒、胃热、疝气、奔豚气、不孕不育、月经疾病或者下肢痹痛等。它的功用主治都和后面讲的知识点有关。

临床体会

关于气冲，我重点讲几个知识点。

讲到气冲，一定离不开讨论冲脉，冲脉是第一个知识点。冲脉是奇经八脉之一，在线下课里我讲"任四针""督五针"时一带而过，实际上冲脉很重要，以后会专门有节课介绍奇经八脉，介绍它在针灸临床当中的应用。冲脉很有意思，它可以上达头、下至足，可以说是贯穿全身，是总领诸经气血的要冲。因为它能够调整十二经气血，有"十二经之海""五脏六腑之海"之称，所以也叫"血海"。

根据它的循行，要记住几点：第一，冲脉和任脉是相并行的，因此功用与任脉有重合。第二，它和督脉相通，脉气可以灌注诸阳，尤其是和头面部的疾病有关。第三，冲脉与足阳明胃经会于气冲，和足少阴肾经相并而行，冲脉和肝、肾、脾这三条阴经关系极其密切。但是要记住，冲脉起于胞中，下出会阴，气冲是冲脉的一个重要关口，它是从气冲这里开始分支出去。所以说气冲穴是气血的一个重要关口，是一个枢纽。

介绍完冲脉的概念，大家一定要知道另外一句话，就是"冲气以为和"。实际上最早这句话是"中气以为和"。这个"冲"就是"中"。气分阴阳，冲气就是指阴阳二气相冲。中脉就是阴阳之气交会旋转之处，从头顶贯通到会阴。正因为中脉是阴阳之气旋转交会贯通之处，又有任脉和督脉相伴。中间是中脉，前后有一阴一阳任脉和督脉相伴，所以说中脉是人体最关键的生命轴线，这条轴线实际上就是中脉、任脉和督脉。老子说："万物负阴而抱阳，冲气以为和。"意思是指阴阳两气是对立统一的，又是无休无止地变化的，时刻在变化的。冲气的旋转、相伴、互抱周流，这种你中有我、我中有你的状态，就是往复不息，运动与调和的状态，实际上就是一个阴阳消长平衡相继的状态。人身中脉冲气以为和，和气才能够生生不息。实际上就是道的体现，是生命力的体现。老子说："道生一，一生二，二生三，三生万物，万物负阴而抱阳，冲气以为和。"从上面描述来说，气冲的意义就太大了。

下面需要了解的概念就是"阳明"。这里讲的"阳明"，实际上就是足阳明胃经。大家都知道有一句话"治痿独取阳明"。"阳明"的含义就是说，它是五脏六腑之海，气血生化之源，又是后天之本，阳明健则化源充足，气血精液旺盛，这是第一点。

第二点，"阳明主润宗筋"。全身的脏腑经络、四肢百骸、皮毛筋骨等，需要阳明这个后天之本的供养。"宗筋主束骨而利机关也"（《素问·痿论》），面授课讲过，宗筋实际上又分硬筋和软筋。

人体的各种生命活动都离不开骨、关节和经筋。而恰恰在腹股沟的气冲这里，冲脉和阳明合于宗筋。在《素问》的原文是说"会于气街"，但实际上又说宗筋之会，那么这里它就是气冲。当然气冲这个概念在这里，它的范围已经扩大，可见气冲之重要了。在经典里，举例足痿不用，会用荥穴和输穴针刺。实际上，现在临床里已经不会这么用了，我后面会给大家解释一下，在临床里应该怎么样去选穴。

关于气街这个概念，我就简单说几句。大家如果想往细处了解，可以自己去查一查书，书上写得很全，我只摘重点给大家讲一讲。气街就是经气会聚、会通的共同道路，这是书上的解释。实际上它就是人体气血运行的共同通道。《灵枢》里面所言气街，也叫四街，即"胸气有街，腹气有街，头气有街，胫气有街"。我们这里应该注意的一个是"腹气有街"，一个是"胫气有街"。

腹之气街和胫之气街和我们讲的气冲穴是有关系的。腹之气街讲的是脐旁冲脉之间包括脐下肾间动气，就是一个通路，一个道路，其实就是冲脉的道路。胫之气街，所谓的胫气有街，又是什么呢？它实际上就是讲从腹股沟的动脉搏动处，一直到小腿的腓肠肌，就是承山穴、合阳穴以及踝之上下这一块儿，它是气血的道路，就是下肢气血的道路。胫之气街不只是足阳明胃经，实际上包括了足三阴和足三阳。所以说胫之气街或者说气冲，腹股沟这里的气冲，它的作用又大了。以后我给大家讲《内经》刺法的时候，会结合标本根结给大家讲一讲它的临床应用。大家现在先记住标本根结和气街的关系是极其密切的，记住气冲是下肢气血通行的要道。

它的临床意义是什么呢？我们都知道十二经脉是经气运行的道路，全身还有很多网络，很多小路。我们可以把气街理解成是网状的横行的小的道路。当正经的经脉受阻时，可以通过气街这种小的道路，可以代经行气，维持人体正常的经气的运行。当然了，还有络脉的概念在里面，可以结合络脉的概念一起应用。所以这一段可以理解成气冲或者说气街可以补充正经的经血循环之不足。

再讲四海，四海是什么呢？四海就是人体营卫气血产生分化，会聚的几个重要的部位。"海"纳百川。四海有髓海、血海、气海、水谷之海。那么大家应该都知道它们的部位，就是头部、胸部、上腹和下腹部。对于气冲穴来说，关系密切的是胃为水谷之海、冲脉为血海。我们需要注意的是它所输注的腧穴是什么，比如说胃，上腹部输注的穴位就是气冲和足三里，冲脉血海，下腹部，它所输注的腧穴，上输是大杼穴，下输是上、下巨虚。这是很有意义的，在临床的针灸治疗当中这一段是非常有意义的。

我们知道了四海的概念之后，还要知道它在临床中的病理表现是什么。要抓住两点，一个是有余，一个是不足。水谷之海有余是什么呢？就是食积，胃脘胀满食积，有这个概念之后，一些胃病，就可以通过气冲以及其他配穴相结合治疗。水谷不足是什么呢？就是胃气不足。血海有余是什么呢？就是血瘀，血海不足就是阴血亏虚……有了这个概念之后配穴就相当简单了。

刚开始的时候我提到正因为我研究"遍体诊法"，所以对气冲特别注重。遍体诊法，我只是简单给大家提一下。这个知识点实际上就是一个"天、人、地"的概念。在这里大家要着重注意一下足阳明胃经的这三个穴：上有人迎，中有气冲，下有冲阳。需要大家有这个概念，讲到气冲的时候一定要有一个全身整体天、人、地的概念。

操作点睛

最后给大家说一下气冲穴应该怎么扎，在临床怎么使用它。实际上气冲穴因为它所在部位，属于比较隐私比较敏感的部位。在临床里，你说可以用针吗？可以用，但是我个人来说，在这里我是手法用得多。一般情况下不用针刺也不放血。

这个穴可以放血吗？可以放。用什么放呢？不是用平常的放血工具，在这里实际上是抽血。这个不是我们讲的重点，治疗胃有大热的时候会用到它。我们这里讲现在临床里怎么用的。

我在临床中，一般是在气冲穴做按压，另外会做揉按。

首先说做按压，这是一个阻放的手法。让患者仰卧，以右侧气冲为例，医生站在患者的右侧，左手的拇指放在患者腹股沟的部位，先不用管定位，就大概齐地放在你认为就是气冲穴或者是股动脉搏动的地方。右手拿住患者的脚踝或者三阴交，把患者的腿抬起来之后，腹股沟这里就会松弛下来，这个时候就会触及股动脉的搏动处，然后用拇指的指腹去按压，做一个阻断，然后右手把腿放下来。大约做半分钟到一分钟，有一个突然释放的动作，患者往往会感觉一股热流往下走。

再说揉按，因为冲脉在这里，是既往上走又往下走，所以在临床里一定要注意一个特别重要的穴就是关元穴。我们可以在这里做阻断，在关元穴可以下针或揉患者的小腹。时间也不用长，揉一两分钟，基本上就可以了，意思就是打通冲脉之上下，或者说是打通足阳明胃经之上下。前面讲过，实际上在这里冲脉的概念涵盖了足阳明胃经，它是远远比足阳明胃经重要的。

这是一个基本的手法，临床当中见到一切气虚之瘀阻为病，都可以用这个方法再配穴治疗，可以配百会，配太冲或者是行间。

冲脉为病，逆气里急是它的特点。一切气逆里急之病，取什么穴治疗呢？气冲的放通，揉气冲，揉小腹或者是关元是一个统一的基本手法。气逆里急，也可以针刺，用支沟、内关和公孙穴治疗。

当患者有月经不调、痛经诸疾，可以取膻中、三阴交和太冲。一切气血不足之患者，我们就会加足三里和上、下巨虚，还有冲阳。冲阳穴针刺的时候要"造空间"。

还有，又回到了大家可能比较容易忽略的一点，宗筋所主，一切经筋病，可以在气冲这里做揉按，同时加一些肢体的主动被动的动作。同时要加的穴是支沟和阳陵泉。为什么加支沟和阳陵泉呢？大家可以去考虑一下，这是一个思考题。

总之，冲脉和胃、肝、肾这几条经的关系极其密切。想让冲脉和顺，冲气以为和，就必须要有木气的生发，有胆气点火，有三焦通畅及与肾水之斡旋，然后要借脾胃的滋养。这是这节课的总结，很关键，这一切，都可以用气冲，发挥它的枢纽作用。

思 考

1. 气冲穴的重要经络学知识点有哪些？

2. 气冲穴作为冲脉的重要关口，它的含义是什么？气冲穴对气机的运转、气血的通行有怎样重要的意义？

3. 如何在临床上迅速而准确地取气冲穴？

4. 应用气冲穴治疗胸腹满胀不适、疝气奔豚、胃热、不孕、月经病、下肢痹痛的经络学基础是什么？

5. 为什么说气冲穴（气街）可补充正经经血循环之不足，是通过哪些相关经脉来完成的？

6. 冲脉在经脉循行上与哪五条经脉密切相关？冲脉为血海，它是如何确保骨关节和经筋的功能的？其有余或不足时临床上分别有何表现？

7. 欲使冲脉和顺，除了气冲的枢纽作用，肝、胆、脾、胃、肾、三焦各经应如何配合？

8.临床上何种情况下应该用"阻放手法"以打通冲脉之上下？具体如何操作？

9.气冲在做手法的基础上如何配穴治疗"气逆里急"的冲脉为病？如何配穴治疗月经不调、痛经等问题？

10.临床中气冲穴通常配以足三里、上下巨虚、冲阳去治疗气血不足的患者，在这个组方中冲阳穴的刺法有何特殊要求？

11.临床如何在气冲穴做手法的基础上配穴治疗经筋病？

足阳明胃经

第十九讲 伏兔穴（ST32）

定位取穴

足阳明胃经的伏兔穴，在大腿的前面。这个穴不需要用简便定穴法，它在髂前上棘与髌骨外上缘的连线上，大约在连线的下 1/3，即髌上缘 6 寸左右的位置。伏兔穴，可能很多同学在临床里边用得还是不够多，尤其是不搞软伤的同学，基本上就不会用到。解剖上需要注意的一点是这里分布有股外侧皮神经。

它为什么叫伏兔呢？《会元针灸学》载："大腿肉肥如兔，跪时肉起如兔，故名伏兔。"它只是一个形象的比喻，临床不需要特别注意。

功效主治

伏兔的临床功用有通经活络、祛风除湿、散寒止痛等，可以治疗腰骶部的疼痛、下肢的寒痛麻木，还有就是大腿小腿的疼痛，或者是膝关节的疾病。所以一般来说，伏兔穴治疗下肢病在临床中的配穴，是从足三里到髀关之间，就是阳明经这条线上的穴，另外可以加阳陵泉、三阴交、申脉等。

临床体会

在临床当中，我们应该注意的几个病是什么呢？

一个是股外侧皮神经炎。股外侧皮神经经过腰大肌外缘往下走，到腹股沟，通常最容易受压的部位，就是在髂前上棘处，也就是髀关往上走的这一段。股外侧皮神经出来的这一支在哪里受压，不同的书有不同的讲述。这里说的股外侧皮神经炎，是临床里面最常见的皮神经炎，就是一种股外侧皮肤感觉异常的疾病。

临床多见于什么患者呢？大部分参考书讲多见于男性。实际却恰恰相反，我在临床中治过的股外侧皮神经炎患者全部是女性，也许是因为在国外，看针灸医生的女性患者比较多，或者有其他原因。一般来说四五十岁，多是一侧表现出来症状。在大腿前外侧，尤其是下 2/3 左右的地方，会有感觉异常、刺痛、蚁行、烧灼感等，最常见的就是麻木。我在临床里常见的患者，有理发的、跳舞的，还有商场里的售货员，患者一般来说是体力劳动者，另外站立过久的时候，这个病会加剧。它实际上不算是一个严重的疾病，但是会让患者很苦恼，因为这个病时好时坏，是慢性病，有可能多年不愈。

西医治疗这个病，一般会在局部打封闭，严重的有可能会做手术。但是这个病恰恰是针灸、传统中医比较擅长治的一个病。

一般来说，在髀关穴附近，用粗一点的毫针在这里直刺。直刺要分层：从进针 0.2 寸开始，做一个散在的、慢的雀啄法，就像探针一样，或者说是做变异的苍龟探穴。然后再往深处刺，一层一层地刺入，从 0.2 寸走到 1.5 寸。上面取髀关穴，下面就取伏兔穴。

伏兔穴的刺法是一样的，在患者感觉麻木的区域，就是说上边是从出口找，下边是在麻木的区域，以伏兔为中心，上下各走两寸左右。在这也有可能会用到长针，就是芒针，可以用到 5 ～ 6 寸的芒针。伏兔向上刺一根芒针，从髀关向下刺一根芒针，可以用一根芒针，可以用两根芒针，甚至可以用三根芒针，上下三根对刺。因为是走皮下，为透刺，双穴透刺，实际上是两个区域，用针去盖住患者感觉麻木的区域，在上面轻轻地用手掌覆盖，做滚法。这和我以前讲过的冈上肌的治疗是一样的，只不过冈上肌治疗在肌腹里会扎得更深一点，治疗股外侧皮神经的麻木，不需要扎这么深。临床常见治法，可以用梅花针、刺络拔罐。实际上在临床里梅花针也好，刺络拔罐也好，在这个地方，效果不如我上面介绍的这种方法好。

膝关节、髋关节这两个关节合并疼痛的时候，可以用伏兔。治疗膝关节疼痛有很多穴可以选择，下个穴会介绍到梁丘，到时候可以讲一讲，但是合并髋关节疼痛的时候，伏兔穴是主穴。

患者如果是髋关节疼痛严重，屈髋或者是上下楼的时候，膝关节疼痛严重，需要扶着腰骶部，或者扶着大胯往下走，这种情况会用到伏兔穴。为什么呢？因为股四头肌。股四头肌有股直肌、股中间肌、股外侧肌和股内侧肌，实际上只有股直肌是分跨髋关节和膝关节两个关节，伏兔就是在股直肌上面。所以从解剖上来说，或者从经络上来说，伏兔都是治疗双关节同时疼痛的主穴。

当然，如果讲到了膝关节，一定要考虑大腿前侧肌肉股四头肌和后侧肌肉腘绳肌。因为股四头肌有伸展膝关节的功能，所以它在治疗膝关节疾病的时候是非常重要的。在临床里面，一定要教会患者做股四头肌的训练。

专业的股四头肌训练，可能美国人做健身的比较多，所以他们可能就会找专业教练教他们。专业的训练是杠铃深蹲，对于搞中医的人来说，可能不太赞同这个观点。那么不做深蹲可以做什么呢？可以教患者慢慢地下蹲，患者可以蹲下、起来，再蹲下、起来。做这个动作的时候，可以让患者扶着床，或扶着办公桌的边缘，慢慢地蹲下，慢慢地起来。如果患者岁数比较大，蹲下有问题，怎么办呢？也可以让患者坐在椅子上，然后把患侧的腿抬高成90°，保持5～8秒，再放下去，当然两条腿一块儿训练是最好，这是一种方法。如果还不行，患者还可以躺床上，在膝关节下面垫一个小枕头，患者可以抬高患肢30°左右，保持5～10秒，看自己的情况。然后向下放的时候，用膝关节的后面压这个小枕头。这个动作也可以帮助锻炼股四头肌。

这是教患者的练习方法，医生自己也可以练。练什么呢？在西方，他们可能练站墙，就是背靠墙壁，好像自己坐在一个凳子上一样，实际上没有凳子。脚后跟与墙可以有 10 ～ 15 厘米的距离，功夫比较深的人脚后跟可以贴着墙。然后可以往下慢慢地下蹲，膝关节屈曲 100° 左右就可以停，可以保持一段时间。对于中医人来说，实际上也可以站桩，顺序是站高桩、中桩、低桩，也要看自己的习惯。就我个人来说，在临床扎针做手法的时候，经常是在站桩的状态下做。

如果不想教患者练这些东西，你也不想站桩，就只想扎针，那好，那我们就讨论扎针。患者可以有不同的体位：如果扎伏兔，一个比较特殊的体位，让患者侧卧，患肢在上面。一针居髎，一针伏兔，还有可能再加一针膝阳关，下面再有一针是什么呢？就是足三里或上巨虚，也有可能是阳陵泉或上巨虚。也就是说患者侧卧，膝关节成 60° 左右的角度，然后在大腿上面成角找穴。即上下形成这个角度之后，就是近似作一个等腰三角形。这个等腰是什么呢？上面就是伏兔，下面就是上巨虚。你说我加一针申脉，可以吗？可以。记住了，我刚才说的这个方子，除了治疗腰腿痛以外，还可以治疗患者的腹胀腹痛，当然最好在这两个地方放风筝。

伏兔穴实际上还可以做手法。手法大家可能脑子里面没有这个概念，以后线下演示。我们说一个女生比较感兴趣的问题，就是大腿的减肥。腿部的减肥瘦腿，伏兔穴又是一个重要的穴。

腿部的减肥，其实挺简单的，一般扎什么穴呢？大腿实际上就是内侧、外侧、前侧、后侧，内侧以脾经为主，还有肝经和肾经，前面是足阳明胃经，外侧是足少阳胆经，后面足太阳膀胱经。大家记住，内侧以脾经为主，外侧以三条阳经为主。

怎么去瘦腿？可以用推拿用推法，可以刮痧，也可以用针灸。针灸和刮痧，或者做手法，是一样的，它在腿部的顺序很重要。如果是在大腿的内侧，要由下向上去扎针；如果是在外侧和后侧以及前侧，就是阳经，要由上向下去扎针。

有一种情况是例外，如果患者的腿不是脂肪的堆积，而是水肿，一按一个坑，这种情况下，就要把阴经和阳经扎针或者是做手法的顺序反过来。当然会有些配穴，会有一些行气增加阳气，增强三焦气化功能的配穴，配穴就不谈了，只是说大家要注意这个方向。

思　考

---

1. 伏兔穴的命名给您怎样的联想？在解剖上应该注意哪条神经？

2. 伏兔穴的主要功效是什么？它的临床适应证是什么？如何随症配穴？

3. 伏兔穴在治疗股外侧皮神经炎时在刺法上有何特殊？芒针透刺法如何操作？

4. 何言伏兔穴在治疗膝关节疼痛合并髋关节疼痛时的作用不容小觑？解剖上和经络学上有何特点？常用配穴有哪几个？

5. 临床上常用的指导患者加强股四头肌的锻炼的方法有几种？具体如何操作？

6. 临床上治疗腰腿痛时通常让患者处在怎样特殊的体位？如何配穴？

7. 伏兔穴在治疗腹胀腹痛时应该怎样放风筝？

8. 在美容瘦腿的针灸治疗中有何特别的注意事项？

9. 对于下肢水肿的患者在阴经和阳经的针刺方向上有何特殊要求？如何配穴治疗？

第二十讲　梁丘穴（ST34）

定位取穴

梁丘是足阳明胃经的郄穴。梁丘穴在取法上是有一定讲究的，屈膝就是一个知识点。也就是说，取这个穴时不可能是直腿，也不可能是屈膝90°。一般来说，在膝下垫一个薄枕头，然后在髌骨上缘外侧直上约 2 寸的地方取穴。

功效主治

这个穴的在临床中的功用是什么呢？它可以通调胃腑，疏利关节，通经活络，行气止痛。临床可以治疗经筋病，如痛引腰腹、膝关节急慢性损伤，可以治疗内科病，如胃痛，还可以治疗乳腺炎等。

临床体会

梁丘穴治疗经筋病，也就是软伤。伏兔穴已经讲过了股四头肌，这里再简单地讲一下，因为讲到足阳明胃经的穴不可避免地要和股四头肌联系在一起讲。

股四头肌是人体内体积最大的一块肌肉，也是最强的一组肌肉，包括股直肌、股外侧肌、股内侧肌和股中间肌。健美运动员练得很大的一组肌肉就是股四头肌。股四头肌在股骨的下端会变成一个扁的肌腱，这个扁的肌腱又会过髌骨，在膝关节前面，止于胫骨结节，就是胫骨粗隆。临床搞骨科的人都知道这个地方容易发生生长性疼痛，就是小孩的骨骺来不及愈合，要等到十四五岁时骨骺才能完全愈合。小孩长得快，因为骨骺没有愈合就容易有疼痛。一般七八岁、八九岁的小孩经常会抱怨这个地方疼，有的小孩晚上会疼醒。我们说小孩晚上睡觉在长身体，当然这只是一句玩笑话。实际上就是因为小孩长得太快了，骨骺的愈合跟不上骨的生长。这种情况下，一般来说告诉家长不需要担心，它是一种正常现象。热敷就可以了，可以热敷局部，也可以揉按阴陵泉、足三里、血海、梁丘。

如果是十四五岁的青少年，喜欢运动，往往在剧烈运动之后胫骨结节这里也会有疼痛。青少年剧烈运动后的疼痛，治疗是一样的。我在临床上治疗运动损伤比较多，这种情况下一般来说不在局部处理，还是刚才说的那样，就是要揉血海、梁丘，加足三里和阴陵泉。但是揉的时候有一个窍门，就是让患者同时缓缓地屈膝伸直，再屈膝再伸直，医生的两只手在膝上膝下两个不同的位置做揉按，这种揉按也属于一种作用于肌肉的风筝手法。

按经筋来说，胃经的经筋"上循胁属脊"，也就是说，在膝关节周围的穴位，尤其是梁丘、血海这里可以治疗腰疼，特别是下腰部的疼痛。同时还可以治疗腹痛，假如患者有腰痛引腹或就是腹部有疼痛，没有针的时候可以怎么做呢？可以让患者自己去按住血海和梁丘，同时让患者慢慢蹲下慢慢站起来，再蹲下再站起来，这个动作就可以治腰痛甚至腰痛引腹。

我面授课讲过手三里穴，手三里可以治疗急性腰痛，是我本人很喜欢用的一个穴位。还讲过绝骨穴也可以治疗腰痛。手三里治疗急性腰痛是《针灸甲乙经》讲到的，梁丘也是源于《针灸甲乙经》。手三里可以治疗腰痛引腹，梁丘、血海也可以治疗，按照现代医学来讲多是髂腰肌的损伤。

梁丘穴位于股直肌和股中间肌之间，也可治疗膝关节痛。除了治疗股四头肌损伤，因直接暴力的击打或者弹跳、腾空、起跑等引起股四头肌的猛烈收缩，同时也有可能会引起股四头肌带来的膝关节的急性损伤；还有一种膝关节慢性的劳损，也可以用梁丘来治疗。这时候在髌骨上缘大约2

寸左右，从外向里，从里向外摸一摸找筋结，看肌肉有没有条索状物，股四头肌的损伤，有时可能还要往上找。

当然，剧烈运动的运动员或者体育爱好者会发生股四头肌的断裂，在断裂处可以摸到凹陷，就不是这个穴能够处理的范围了。我们一般能处理的就是患者的肌肉有酸痛胀痛等。如果股四头肌是部分性的肌腱断裂或撕裂等，是不需要手术的，也不需要手法。针灸可以扎，我只能说可以扎，最好的方法是让患者好好休息。

一般性处理膝关节的疼痛，我以前都讲过了，在膝关节周围可以用阴陵泉、阳陵泉、足三里、内外膝眼、膝阳关、梁丘、血海等，围绕在膝关节周围的这些穴位。

简单地说一下，患者关节的问题，有膝关节甚至髋关节的问题，因为伏兔和梁丘都在股直肌上面，所以有一个联动，也就是说，膝关节和髋关节都可以用这些穴治疗。其实患者有关节问题的时候，不一定只在局部治疗，可以从肌肉去着手，或者从关节周围去着手。举个例子来说，患者如果是经常行走或者奔跑，甚至说经常性走山路，上坡下坡，走丘陵山路等，这时患者下肢的踝关节和膝关节就会有一个反复的内旋和外旋。在这种情况下，我们的治疗一般就要从足部开始，也就是说要调足弓。有一种观点是全身的疾病都可以通过调足弓来解决，因为人体力发于足，足弓就变得异常重要。我倒是觉得大家不必要走得这么深或走得这么复杂，现在有很多调足弓的手法，可以比较复杂，也有相对简单的。简单的手法是什么呢？就是比较一下足的内侧缘和外侧缘的应力，应力点或者说应力线，然后让它们平衡。手法不会千篇一律，有很多种手法都可以调，只要让足的内侧、外侧达到某一种平衡态，这就是最简单的调足弓。

然后可以再去调踝关节，也有一套手法，简单地说就是摇一摇踝关节，摇一摇膝关节，往往做一下这么简单的动作，患者的髋关节或者大腿的肌肉、股四头肌、腘绳肌等就已经有很大的改善了。也就是说，没有处理局部，没有处理大腿的肌肉，患者的症状已有改善了，原因是什么呢？

就是说对于搞针灸的同道来说一定要注意，一个是经络的理论，一个是经筋的理论。我们常说筋束骨、骨连筋，骨关节的位置正常了，附带的筋也会归于正常位置，反之亦然，所以是互相作用。

讲过经筋病之后，再讲一讲梁丘穴治疗的内科疾病。梁丘是胃经的郄穴，"郄即孔隙义，气血深藏聚"，郄穴是气血深藏的地方。这里有个知识点大家要注意，原穴是气血会聚的地方，背俞穴是气血会聚的地方，郄穴也是气血会聚深藏的地方。那么合穴又是经气、气血往深处走的地方，都是和气血有关。大家要注意一下郄穴，往往是身体出现病理反应的体表反应点，郄穴就是一个病症、病痛或者说是病理反应点。

郄穴是治疗急症的，比如说阴经的郄穴治疗血证，阳经的郄穴治疗痛证。

郄穴一直比较著名的是可以治疗和疼痛相关的疾病，梁丘是足阳明胃经的郄穴，可以治疗胃痛。凡是风寒或风寒湿邪外客于人体或生冷伤中所致的胃痛，这种胃痛与生冷和寒有关，都可以直接取这个穴治疗。假如有朋友来做客高兴喝不少酒，喝后开始胃痛不舒，可以用这个穴吗？一点儿没有问题，只要是急性的都可以用。但往往这种情况下，临床都知道"肚腹三里留"，用足三里一个穴就可以了。那么急症需要用梁丘吗？我说也需要，这两个穴可以配合起来使用。怎么叫配合呢？就是说梁丘实际上可以配足三里，一个是激发经气，就像警示一样，把深处的经气激发起来，然后再用足三里调气运气。当然在临床里也会结合中脘穴、内关穴等。大家还要注意，如果胃痛是由于生冷食积这类病因所致，要加内庭穴，如果是由于气郁造成的胃痛不舒就加太冲穴。

梁丘还有一个主治，《针灸甲乙经》记载："大惊乳痛，梁丘主之。"什么意思呢？是说梁丘穴可以治疗乳腺炎，这个乳腺炎是急性乳腺炎。中医理论里讲足阳明胃经经过胸部，经过乳房这个区域，当然还说乳头属肝经，暂且不管它，我们先说足阳明胃经。如果治疗急性乳腺炎，往往会用到梁丘和乳根。记住实际上临床无论何种乳房病，都可用到天宗穴，更常用，但是要求一定的手法。再说梁丘穴，是经脉所过而且是郄穴，是气血深藏之处，是病理反应点。所以在经脉所过，尤其是在乳房这个地方的疾病像乳腺增生、乳房结节等，都可以用梁丘穴治疗，这个时候会配太冲穴。

梁丘还有通乳催乳的作用。传统上来讲用少泽完成催乳的治疗目的，但实际上膻中、乳根、梁丘、足三里、太冲等这几个穴都有相同的作用，当然在临床里需要有一些配穴和手法。

操作点睛

一般情况下，治疗股四头肌损伤、膝痛、经筋病时这个穴就要刺得比较深，分中层和深层两层，1～1.5寸。如果是治疗内科病就要分天、人、地三层，用三才法去治疗。

这个穴很安全，在临床里做手法是比较简单的。虽然它比较安全，做手法没有什么重要的解剖结构需要注意，但即使在这种情况下做手法也需要尽量做得圆滑和圆润，这样患者不会突然有大痛刺痛，突然大叫一声这种现象。因为在血海和梁丘这里针刺时有可能引起这种情况，尤其是刺激到筋膜，有可能造成患者肌肉的抽动，是比较痛苦的。

思 考

1.临床上取梁丘穴时特别需要记住的知识点是什么？梁丘穴的主要临床功用是什么？

2.足阳明胃经在其经络的循行上与股四头肌有怎样密切的关系？这对于儿童及青少年常见的胫骨前疼痛的诊疗有何特殊意义？

3.如何手法治疗儿童和青少年的生长痛及运动损伤？手法的具体实施上有何窍门？

4. 何言梁丘穴可治疗下腰痛及腰痛引腹？临床上具体如何施治？

5. 梁丘适合治疗哪些原因引起的膝痛？治疗膝痛不一定只从局部着手的原因是什么？

6. 何言临床上治疗软伤时明晰经筋理论、掌握关节之间的联动关系可得到事半功倍的疗效？举例说明。

7. 作为胃经郄穴的梁丘临床上可用于治疗哪些类型的胃痛？如何随证配穴？

8. 同为气血会聚的地方，郄穴和原穴、背俞穴有何不同？

9. 临床上梁丘与哪些穴位相配去治疗急慢性乳腺疾病？与哪些穴位相配去治疗产后缺乳？

10. 梁丘穴治疗经筋病和内科病时针灸手法上有何不同？针刺梁丘时需要特别注意什么？

第二十一讲　足三里穴（ST36）

定位取穴

　　足三里的定位，常见的取穴法是在小腿外侧犊鼻与解溪的连线上，犊鼻下 3 寸（犊鼻就是外膝眼），离胫骨外缘一横指处。实际上在临床中不用这么费事，直接找到胫骨前嵴，就是胫骨粗隆下缘外侧，向外、向下差不多一横指的地方就是足三里穴。这个穴不需要如书里描述的这样精确定位，因为这个穴位本身就可以是小指甲大小，可以模糊取穴。在临床里可以用手指按在大概的足三里定位的位置上，然后让患者屈曲、背伸踝关节，在这个地方就可以感觉到肌肉的移动，同时患者会有酸胀感，找到最明显酸痛胀感的地方，就是足三里穴。

　　我个人认为这是一个更加精准的足三里的取穴方法，就是说要去摸，学会揣穴定位。揣摸足三里穴时，不只是这种酸胀感最明显，还有一点，在胫骨前嵴旁的这个位置，是属于凸中有凹的地方，在触诊和揣穴中，自然而然就知道哪里是真正应该下针的地方。

　　我在面授课里常跟同学讲，大家临床的时候，第一步，学习书本上的针灸穴位的精确定位；第二步，要把这个精确定位变得"模糊"。"模糊"的意思不是说胡来、瞎来，而是说一定要揣穴。也就是说要找出来哪里是虚、哪里是实，哪里是寒、哪里是热，也就是哪里是太过、哪里是不及，然后根据患者的病证情况、患者的感觉，以及我们手下的感觉再去下针。

　　总结一下，针灸的临床，要学习书本上穴位的精确定位，在患者身体上要学会模糊定位，然后再精确地触诊和揣穴。它是一个精确、模糊，再到精确的过程。这一点我在"天天向上针法交流群"讲过，就是应了古人所说，经脉腧穴需要循而得之，不是特别呆板地去度量。大家也可以去搜一下，我在千聊里面讲过"从有到无，揣穴心法"的课程，里面把在针灸临床当中的触诊应该怎样去做讲得很细致啦。

功效主治

足三里穴是胃经的下合穴，也是真五行，就是土中土，是回阳九针之一，全身的强壮穴之一。我们都知道中央戊己土，一枢四象，可以治疗胃经病、脾胃病，同时又可以兼顾其他四脏，肺、肾、肝、胆，也可以治疗气化病、神志病——一个足三里可以做出整个人体一世界的效果。换句话讲，人体小世界的气血周流都可以反映到足三里这一个穴上，通过这一个穴来演绎整个人体。

足三里的穴名释义，不同版本的书籍里讨论了很多，很多老师也在讲足三里穴。先说野史，比如足三里针刺之后可以增加力气，针完足三里之后可以暴走三里。过去军队打仗的士兵，扎上了足三里之后就能多跑几里路。这个没有什么考证，所以说是野史。其实就是一种比喻，是说如果这种行军速度，多跑三里路就不会被敌人追上。真正现在说的急行军，一天一夜七八十公里是没有问题的。有跑超马的同学可能都知道，现在有纪录，十二小时能跑一百六十公里。所有以上说的这些只是从侧面证明，足三里确实是一个强壮穴。

里，通"理"，大家可以把足三里的"里"理解为调理的"理"，"三"可以想象为应天、人、地，大到天、人、地，小到人体的三焦，就是说，可以从调理上焦、中焦、下焦去考虑理解足三里穴。这是我个人的理解，同时也点出了足三里的临床应用，大家请先记住，后面我会细讲。

以膝关节疾病为例，足三里和阴陵泉、阳陵泉同用，就是膝下三针，可以加鹤顶穴，实际上是外鹤顶穴（我线下课给大家讲得非常清晰），再加上梁丘和血海，总共是六针，膝下膝上总共六针，这就是膝六针，这是外围的六针。如果再加上内外膝眼，就是膝八针，在某种程度上说，它是治疗膝关节疾病不需要辨证，局部的膝八针取穴。

脾胃是后天之本、气血生化之源。足三里是治疗消化系统各种疾病的第一大穴、第一要穴。大家耳熟能详的《四总穴歌》中说"肚腹三里留"，除了治疗脾胃的气血虚弱，在脾胃肠系，或者脾胃中焦，所有阳气有余或阴气有余，导致消谷善饥的热证或者是肠鸣泄泻的寒证，足三里都非常有用。临床里可以治疗各种吸收消化的疾病，急慢性的胃炎、肠炎，肠易激综合征等。足三里既可以补气血，又可以泻瘀滞、通气血。阳明经多气多血，经常会有热邪，有热邪就会导致神志方面的疾病，所以足三里还可以泻热宁神。就是说足三里既可以补，又可以泻，它以通为补，以通为泻。

足三里是临床最常用的穴之一，临床可以配合脾俞、胃俞、内关、上下巨虚、中脘、天枢、章门等穴，配穴非常之多，几十个配穴都可以。

足三里有一个很特殊的作用是治疗失眠。失眠可以分虚性、实性，临床上实性见多。这个"虚"，李东垣讲过"内伤脾胃，百病由生"。就是脾胃之气受损，元气不能充足的情况下，这时要用补法，使气血充足，神有所养。实际上临床用足三里治疗失眠，我的师父廉玉麟老师主要是治疗胃腑不和型的失眠，实性为主，用足三里泻热、镇静、安神。廉老师主张最好是在睡前针刺，当然睡前针刺是指针灸师自己，患者不可能自己去针刺。我们作为临床医生，针灸医生来说，因为要经常学习，经常考虑患者，对不对？所以经常失眠，我们就可以自己在睡前针刺，在足三里做捻转提插泻法，可以在短时间内帮助我们达到镇静安神的作用。实际上还有肝火上扰、心肾不交所致的失眠，因为有其他更好的办法做治疗，在这里就不会考虑用足三里。

《扁鹊神应针灸玉龙经》记载足三里可以"治男女百病，五劳七伤，脾胃诸气，诸疾，诸蛊，诸眼疾……"也就是说临床里面可以用足三里治疗老花眼、飞蚊症等眼疾。足三里治疗眼科疾病时要配一些其他的穴，比如说配阳经的穴位，要记住用足三里治疗眼疾要慢捻针，同时要告诉患者可以动眼，慢捻针动眼是治疗眼疾的诀窍。

足三里是一个特别重要的全身的强壮要穴，对于特异性、非特异性免疫系统的疾病，都有非常好的治疗效果。临床里，足三里配合曲池穴和气海穴，这三个穴在免疫系统疾病里用得特别多。既然它是一个强壮要穴，往往要用灸法。《外台秘要》里提到过，一般的人过了三十岁就应该灸足三里，现代人的寿命长，个人认为过了四十岁可以灸一灸足三里。针灸大家王乐亭王老先生，就特别提倡灸足三里。

临床体会

足三里穴的治疗范围极其广泛，主治概要大家应该已经非常熟悉了。比如说通经活络，活血化瘀，可以治疗循经的各种经筋病。在经络循经揣穴治病，实际上就是一个辨气、得气、催气、守气、气血运行的过程，说到底就是调整气机。足三里可以健脾、和胃、降逆，调理胃肠，实际上也是一个气机的问题。我在这里强调的是，虽然学习的就是一个穴位，但是时时刻刻要想到气机的问题，也就是气机和病机。要想熟练地掌握足三里或者是其他穴位，熟练地掌握常规的配穴、针刺方法实际上不难，但是在临床里不能仅局限在知证选穴而下针的能力，想要真正地做到心中明了、补泻自如，要达到"汤泼雪""风吹云"的效果，就需要知其然而且知其所以然，要建立一个完整的、符合逻辑的针灸诊治思维，就一定要理解气立神机，要理解气机的流行。

《素问·六微旨大论》："出入废则神机化灭，升降息则气立孤微，故非出入则无以生长壮老已，非升降则无以生长化收藏。"这句话点出了一个重点，对针灸医生来说，就是看"升降出入"，升降出入说的就是气机的流行。

中医的根本是阴阳五行，对于针灸人来说，气机的流行是至关重要的。什么是"气立"？什么又是"神机"呢？《素问·五常政大论》里提到："根于中者，命曰神机，神去则机息。根于外者，命曰气立，气止则化绝。"这段话一直是有争议的，各个解释的版本也有不同，我给大家讲的内容主要是要贴近于临床，是临床上可以用的。我在这里简单地定义一下，个人的理解可能有偏颇不对的地方。

所谓"气立"，是建立人体和外界的内外联系沟通交换的一个能量场，它表达的是一个动态的运行，维持人体内外环境的协调。"神机"是指人体内在的小宇宙、小天地，也就是五脏、六腑、十二经、十五络，是人体生命存在的过程和根本，是运行的枢机，是人的神志，也可以说是人的生命力。也就是说神机主导身体各个不同层次的能量场的有序运行，从而让人体达到一个平衡的状态。这个平衡的状态是一个和合的状态。气立、神机说得高大上一点，就是说要抓住生命的运行轨迹，也就是修身、立德、立命；落实到针灸的临床上，是说要抓住气机流行的秩序、方向和层次，在时间和空间上做出研判，就是气机的升降出入和针灸的补虚泻实。

针灸的治疗，就是一个调气机的过程。通过穴位、经脉的作用，能够使气机的升降出入得到舒畅的运行，就是说气机通畅，才可以外应天地、内和阴阳。外应天地即气立，内和阴阳就是神机。"机"大家也需要理解，"机"就是时机、关键、枢纽，有各种不同的机，穴位之机、经脉之机、脏腑之机，甚至疾病之机，也有临床的组方之机、针刺之机。具体谈到足三里，要从足三里穴怎样带动和影响人体的气血之机去考虑，也就是一气周流。

一气周流要理解成有大方面的周流，天、人、地；有对应于人体的周流，比如说五脏周流、八脉周流、任督的小周天和十二经的周流。这个周流就是气立神机，就是升降、出入、浮沉。大家可以从刚才我说的几个方面去考虑，因为我们的重点是足三里。

具体到人体，就是十二经的流行，手三阴从胸走手，手三阳从手走头……十二经的流行，"肺大胃脾心小肠，膀肾包焦胆肝乡"。针灸治疗，首先要注意十二经的流行，要注意到顺逆。顺逆就是一种顺序，就是经典里谈到的迎随，针灸的治疗要顺势而为，针灸要顺势，针灸就是一种引导气机。

在临床里理解足三里穴应该掌握什么？我们要时刻记住足三里本身具有升降的属性，或者说它本身具有升降出入的属性。首先足三里，单纯一个穴来说已经是非常非常的强大，可以自带升降出入的属性。我有一个小的刺法的发明，很久以前已经在我的线下课公布过，就是"阴阳刺"——在一个穴位之内，可以同时用两根针进行针刺，实际就是一个穴位之内阴阳的交会转换。

在临床里当然用得更多的是足三里的单穴应用及与其他的穴位配伍。足三里的临床应用要注意：第一胃腑的性质，第二相表里的脾脏，脾胃之间有脾升胃降的性质。脾胃五行里都属土，土性弥漫，脾是脏，胃是腑，一升一降。

先说胃，它属腑，腑气如果不通，一定会气机不畅，就会见到各种瘀滞的症状。六腑之气以通为用，所以足三里穴除了补的作用之外，首先要考虑的是怎样去通气机。阳明是十二经脉之长，胃为水谷之海、六腑之大源。胃是六腑的根本，足三里是胃腑的下合穴，土中土，真五行。所以从腑"留而不藏"这个性质来讲，通腑，保持气机的通畅是至关重要的，在考虑用足三里做补法的时候，更应该在首要的一步考虑足三里通腑的功能。本身它还是合穴，合主逆气而泄，足三里是可以治疗胃气上逆诸证的。

在临床中，因为胃腑和脾脏相表里，脾主升，脾脏的真五行是太白穴，这样有一个最基本的小针方，就是脾经的太白穴和胃经的足三里穴。太白主升，足三里主降，在这小针方里一升一降，就构成了脾胃间的小的天地之间的周流。在做太白和足三里的周流时，临床是用左太白、右足三里，同时要结合肝胆，配合太冲穴和足临泣做治疗，配合脾升胃降，就是结合经典所说，肝随脾升，胆随胃降。

前面说过，足三里的"里"，大家比较认同的一点，它是"理三焦"，在临床里常常要配合和上中下三焦有关的穴位。如果患者有上焦的症状，可以用足三里配合膻中穴，同时加左太渊、右列缺穴，然后可以加肺俞穴，如果中府这里有压痛，也可以配合中府穴。

如果患者是有中焦的症状，就会用中脘穴，这是必用之穴，同时可以加脾俞穴。足三里和中脘穴，是除了太白和足三里，另外一个非常经典的配穴，在临床里起到健脾祛湿的作用。《行针指要歌》里讲过"或针痰，先针中脘三里间"。当然可以配合丰隆和阴陵泉。中脘和足三里相配可以专门调理中焦的一切疾病，因为中脘是胃之募穴，又是六腑之会穴，腑会中脘，中脘为君，足三里为臣，它们共同治疗脾胃中焦的疾病，是非常常用的一个配穴。

如果患者涉及下焦的问题，可以关元配足三里，这是另外一个非常经典的配穴，可以再加双太溪和肾俞。足三里和关元，关元能温阳补肾，补先天之根，足三里运化中焦，补后天气血之本，这两个穴合用可以固根本而升清阳，扶后天以降浊阴。足三里和太溪，也非常经典，一个先天一个后天。太溪是肾经的原穴，肾脏藏元阴元阳，是人体生长发育的根本。足三里属于胃，太溪属于肾，一个是胃经，一个是肾经，这就是戊癸合化。戊癸合化典型的配穴应该是三里和阴谷配合生火，但是临床往往是用足三里和太溪，也可以生火，兼顾胃与肾的疾病，尤其是在治疗不孕症时可以用到。

上面讲到的都是比较重要的内容，大家在临床里特别需要注意的几组配穴。还有一些附属的其他的配穴，比如可以足三里配内关，属于脏腑别通，可以和胃降逆，宽中理气。如果内关和足三里的脏腑别通的配穴通降之力不够，可以在三里的下面再加两个穴，就是上、下巨虚，大家可以考虑一下为什么。同时患者有胃脘方面的疾病，如果是有燥，要加内庭穴。大家可以再思考一下，如果针内庭和足三里的情况下，应该是先针哪一个穴位？

脾胃属土，唯火能生，也就是说脾胃的本性是恶寒喜暖，所以临床当中，对于胃腑或者脾胃来说，要注意暖胃。在生活当中我们要做暖男，在身体的自我保健中要注意暖胃。

脾胃属土，人以土为母，土足气血旺，土虚气血虚弱。补虚就是要补土，补脾胃，它有一个前提，前提是什么呢？火足土生，就是土得火则生。所以治疗胃气虚弱的时候，会用到阳池。在用足三里和中脘的时候，我常常会加阳池和关元，可以用灸法。当然其他的配穴也非常重要，比如足三里配阴陵泉，足三里配阳陵泉，足三里配合谷穴、配曲池穴等。

操作点睛

既然明白了足三里的气立神机，它的流行，明白了阳明的性质，胃腑的性质，那么刺法无外乎就是围绕着这个宗旨进行，重中之重就是以通为补，以通为泻，往往是要先泻后补，不问病证，不问舌脉。这是我个人观点，可以批判。我们永远要考虑的不是足三里的具体功用，而是怎样让气机流通。

《道德经》说："道之为物，惟恍惟惚……窈兮冥兮，其中有精。"我们借用一下"其中有精"的"精"，这个"精"是什么？在足三里来说它就是"通"。足三里，土中土，是一个土性弥漫的穴位。在土性弥漫中，要保持一份清明。这个"精"，这个清明就是气机的通畅。"针行随古义，法出有神机。"这是我公众号里常说的一句话，什么意思呢？就是我们在下针的那一刻要坐觉苍茫万古意，这个"意"是说下针当中，在足三里这里土性弥漫，其中有"精"。就是说我们自然而然有一种古意运行，又要清明自知。说到古意运行，实际上就是经典里常讲的这些话。

《灵枢·九针十二原》大家要反复地多看一看，多咀嚼一下。临床到了一定程度再回去读经典，临床再回到经典，往往某一时刻忽然会有灵机一动，或者是有开悟有破境的感觉。例如，"凡刺之法，必先本于神"，"用针之类在于调气"，"凡刺之道，气调而止"等，常说的"粗守形，上守神。神乎神，客在门。粗守关，上守机。机之动，不离其空，空中之机，清静以微，其来不可迎，其往不可追。"就是说这个很关键，"粗守形，上守神""粗守关，上守机"，实际上就是指导针灸的手法刺法的治疗纲要。守机者就是守神，就是要知道守气血、守时机，就是要知道神气的出入流行和虚实，那么在临床里就可以行徐疾补泻，这就是毫针之要。

比如首先针刺之前要有押手的揣穴，往往需要在动态的情况下注意穴位的层次进行揣穴。其实不管是揣穴或者是针刺，实际上是要辨这个穴下面的气血，正与邪，寒与热，急与柔，太过与不及，要体会手下或者是针下的气之虚实，体会正气和邪气的区别。

我们要明白什么是"机之动，不离其空"，要明白针下得气到底是怎样的感觉。《标幽赋》说"气之至也，如鱼吞钩饵之浮沉"。"如鱼吞钩"是很抽象的一句话，什么是真正的"如鱼吞钩"？手下是怎样的感觉？视觉可见吗？这都是大家需要考虑的。

这个讲起来比较抽象，得气又是可以单独讲一节课的话题。现在大家不需要在这上面死抠，我们需要记住的是，在足三里针刺的时候，要徐入徐出，谓之导气。在做补泻的时候，要注意到徐疾，徐疾也是古时候三大补泻手法之一，徐入徐出谓之导气。在针刺的时候要注意有一个阴劲或者说是柔劲，柔中带刚，柔和要有穿透力。

至于得气，大家要注意几个方面，一个是气至针下，一个是气至病所，还有一个就是针下辨气。针下辨气可以参考我公众号里的文章《刘伟教授谈针下辨气》。

针刺足三里的时候，要体会一下，这是一个虚实补泻均可的穴，它可以补泻自调。足三里既能升，又能降。虽然胃主降，但是因为足三里穴单独用可以升脾气，补气血。它可以既治疗寒证又治疗热证。经典里还提到过"阴有阳疾者，取之下陵三里"。如果寒热夹杂，比如说升降不清，里外不明，混沌状态，不管是患者的疾病，还是我们思维的混沌状态，足三里均可主之，因为土性混沌。我们的重点是：治疗这种寒热夹杂的状态，可以用足三里穴。

这个穴要怎么样刺呢？我们扎到应该扎到的深度、层次，只需要在这个层次抓住气之后，做捻转即可。"肚腹三里留"，针足三里的时候，要和中脘配合，这里我会用到本人比较得意的针法系统——风筝针法。风筝针法的细节大家可以看一看，我公众号里的文章可供参考。就是治疗中焦的疾病时，在刺足三里时，一只手在中焦的上下左右做按压揉，感觉手下的气机，另外一只手感觉足三里针下的气机，协同调整。因为风筝针法是一个很大的系统，以后有机会再详细介绍，要介绍这套风筝针法需要两三个小时的时间，最好有现场实操帮助理解，因为它不是一个特别好理解的针法系统。

还有一个针方可以清阳明热，清阳明热实际又是一个次序的问题。一般来说可以刺左合谷、左曲池、中脘、右三里、右内庭。有人可能会说一定就是这个左右的顺序吗？或者男女有什么不同吗？大家暂时先这么记就好了，就是左合谷、左曲池、中脘、右三里、右内庭。就是这个左右的次序，这个针方不需要考虑过多的手法，需要考虑的是选穴下针的先后次序。

临床里还要注意几点，在针刺足三里的时候，或者说任何一个穴位，我们都要知气，要有恭迎守候的态度，这就是守神。

同时在扶土去湿的时候，一定要注意到五行中火生土的关系。另外在土生金，生金调气的过程中还要注意金木交互的作用。

上述中医方面的气血、阴阳、层次、五行、气机等，可能对于有些同学来讲听着有点儿晕，有点懵，尤其是一些西学中或者临床不是很多，搞实验研究的同学。现在我把针刺再形象化一点，就是假如说前面谈的形而上的内容比较多的话，现在谈一谈形而下。就是从形这个方面，从解剖方面再谈一谈针刺。

作为针灸师来说，不需要把解剖搞得很清楚，不需要把形搞得非常精确，非常清楚。我们需要知道结构，因为有一定的解剖学知识，对我们的临床实践来说，最起码能够保证安全，毕竟针灸的临床讲究的是气血、气

刘伟聊针：十二经腧穴之旅（上）

-136-

机。我们大概知道一下足三里穴的针刺层次，有皮肤、皮下组织、胫骨前肌、腓深神经，实际上已经够了，其他的就不需要再往深处了解。

这个穴位临床进针0.1～1.5寸，最多可以到2.5寸，可以直刺、斜刺、平刺，也可以做提插捻转各种手法。在针刺的时候，随着针到不同的层次，患者一般会有四个不同的针感的范围和层次。一般患者坐位或者是仰卧，在国外，尤其要注意足三里这个穴位非常容易晕针，所以往往要患者仰卧位。

足三里的第一针感层非常浅表，在进针大约0.1～0.2寸的时候，在浅筋膜，患者就会出现感觉，这个感觉范围可能就是一个五分硬币大小。浅刺的时候，针尖要向上，朝向胃脘的部位。针尖突破到皮下，到浅筋膜层的时候，抓住这个气的感觉，就不要再突破了，在这个层次上守气，同时让患者做深呼吸。这实际上就属于在卫气层次上做针刺。患者有可能会出现身体的各处有发热的感觉，也有可能腹部会有感觉，或者是在脚下会有发热发凉的感觉，还有的患者会有脸部面颊发热。

如果是垂直进针往深处走，就是针刺到0.5～1.2寸，这实际上就是通过了第二、第三针感层，局部的针感范围有可能还是这么大，但是往往又会扩大，就是说从五分硬币，慢慢地扩大到患者的膝关节，有可能到小腿，向上最有可能引起的是腹部的感觉，腹部的感觉在这个层面上是最容易引起的；浅刺也有可能，当然浅刺更有可能是全身的，不知道什么地方会有感觉。在这个层次缓缓地提插捻转，大多数情况下治疗脾胃病，消化系统疾病，或者泻热宁神等，就是在这个层次上做针刺。

再往下走，突破了1.5寸，在1.5～2寸，患者比较胖一点到2.5寸。1.5～2.5寸这个范围，就属于深刺，它有可能引起第四层针感，就是深刺刺激到了腓深神经，支配胫前肌群、趾长肌群。天津中医药大学第一附属医院针灸科治疗中风病很多，经常用的一个方法就是雀啄法，做强刺激泻法，患者会有麻胀串通的感觉向足踝部放射，同时会引起患者胫骨前肌的抽动，就是小腿抽动，这是天津中医药大学第一附属医院治疗中风下肢不遂比较常用的刺法。但是患者如果已经有肌张力过高，或者是肌痉挛，就不可以用这种针法。

当然足三里肯定是可以做大家都比较熟悉，最近比较热的烧山火、透天凉。

临床当中假如说对自己的针刺手法没有信心，还可以用我的另外一套原创针法系统张力牵引针做治疗。

思 考

1.如何理解气立神机，针灸临床治疗作用主要通过什么去实现？

2.足三里的穴名含义是什么？

3.以足三里为例，在针灸临床中如何通过揣穴与触诊，找到准确的下针点？

4.足三里的主要临床功效有哪些？如何理解足三里是全身的强壮穴及治疗消化系统疾病的第一要穴？

5.刘伟老师独特的"三焦三里配穴"是什么？

6.在临床中应用足三里穴治疗时要注意哪几个问题？

7.足三里刺法的重中之重是什么？补泻要点和针刺时的注意事项是什么？

8.针刺足三里一般有四个不同层次的针感层，这四个针感层的深度、针感和主治分别是什么？有什么禁忌证？

第二十二讲　上巨虚穴（ST37）

定位取穴

上巨虚穴，顾名思义，"上"是上方，"巨"是巨大，"虚"是中空，意思是在胫腓骨之间，有一个比较大的间隙。真正去找这个穴，它在足三里下3寸胫骨前缘向外一横指。这里是胫骨前肌的位置，是肌肉丰厚处，因为是气血充足的地方，大部分人此处肌肉是向外鼓出的。所以实际上并不是像它解释的那样，是巨大的中空的地方，为什么这么命名呢？后面会给大家解释。

功效主治

上巨虚穴，是大肠的下合穴，出自《灵枢·本输》："六腑皆出足之三阳，上合于手者也。"六腑的下合穴都在足三阳经，因为六腑居于腹部，与足三阳经的关系极其密切。六腑接手三阳和足三阳经，手三阳经有合穴，但是下合穴是在足三阳经上，委阳穴应三焦，上、下巨虚应大小肠。

1.通肠化滞、调理脾胃、舒筋理气，治疗一切肠道疾病，如各种腹痛、便秘、泄泻等。

2.治疗局部疾病，如经筋病、下肢及踝关节相关病证等。

3.治疗椎动脉型颈椎病。

4.判断冲脉、下丹田的气血充盈情况。

5.治疗木郁，肝气不能疏泄引起的腹痛、泄泻、肠痛雷鸣等。

临床体会

上巨虚是治疗一切肠道疾病的主穴，是通治各种大肠疾病的要穴，不管是虚证还是实证，都可以治疗。临床常见的急慢性肠炎、细菌性痢疾、慢性结肠炎等都可以用它治疗。

简单地讲，各种腹痛、便秘、泄泻等，在临床治疗中有三个穴是极其重要的，一个是上巨虚，一个是天枢，另外一个是大肠俞。这三个穴在临床治疗上述疾病时是非常常用的组合。临床见到各种肠炎造成的腹痛、肠痛、里急后重等，不管是寒湿下注还是燥结大肠，不管是什么原因，都可以用天枢、上巨虚、大肠俞，再加二间穴进行治疗。

如果患者有便秘，假如是饮食停滞型，一般会用上巨虚、内庭、足三里和内关。如果是热结便秘，就要用天枢、上巨虚、内关、曲池和合谷。湿热痢疾，热结便秘等都可以用这个配方治疗，这里面要着重于合谷、曲池和上巨虚的配合。如果是老年人的气虚便秘，就可以用支沟、太冲、气海、阳陵泉，再加天枢和上巨虚。

上巨虚穴在临床中和天枢配合，治疗泄泻比治疗便秘的功能更加强大。如果是脾胃虚弱型的泄泻，可以用天枢、上巨虚、下巨虚、支沟、关元和中脘；如果是寒湿型的泄泻，患者有腹痛、肠鸣等，就用上巨虚、天枢、大肠俞和关元、曲池。

上巨虚还可以治疗局部的疾病，如下肢的一些疾病及足踝的疾病都可以。大家可以参见讲过的足三里的具体的适应证和扎法，怎样治疗软伤经筋病。

冲脉血海的脉气所输注的部位，上到大杼，下到上、下巨虚，所以上、下巨虚可以作为测量冲脉甚至是下丹田的元气充足与否的一个部位。冲脉之气分为三支，源源不断地向上和向下走。我讲气冲穴已经讲过，向下输入的部位在上、下巨虚这里，可以做打指的探查，看一下应手有没有弹性，有弹性就说明冲脉的气血输注功能没有问题。冲脉的脉气或者说气血的充盈程度，可以从上下巨虚和大杼穴做判断，这是一个非常好的诊断手段。

同时也可以结合在气冲穴里讲到过的知识点，就是颈椎病椎动脉型的患者，可能会有头晕，有恶心呕吐，可能某一个姿势就会很不舒服，最明显的就是头晕，这种情况下就可以在患者的上、下巨虚做诊断和探查。同时还可以在下腹关元穴的周围做探查。有这种情况的患者，常常在上下巨虚的部位摸着比较柔软虚弱，不像一般正常人应手有反弹——这里是肌肉丰厚处，下指应该是有弹性的。在关元这个地方也一样，往往会摸到筋结。在关元这里摸，不是说在浅层浅浅地摸，而是让患者平躺稍微屈膝，然后手要缓缓地向深层走，要走得深一些，做探查，做揉按，看手下有没有筋结结聚的地方。

下手之后做触诊，要感觉一下这个穴本身的穴气。这个穴气可以是虚的也可以实的，就是它在手下应手的感觉是不同的，它是抗拒你的还是欢迎你的，这就可以给我们提供一个补泻的依据。但是这个说着容易，给你解释出来容易，实际上在临床中要做的话，是需要下功夫练习的。

那么手下探查是不是可以作为上巨虚补泻的依据呢？手下探查实际上不可以完全作为上巨虚的补泻依据。因为上巨虚穴还是要看治疗的是什么病。上巨虚的探查，与冲脉的气血盛衰或者冲脉有没有输注的问题是紧密相连的。而在治疗便秘、泄泻等病不论是虚是实，一般情况下在上巨虚都是要做泻法的。因为治疗腑病第一原则就是要通，当患者脏病和腑病共同存在的时候，应该要先通后补。我这个观点有人是反对的，在经典里面有一种补泻原则是要先补后泻。我是比较崇尚经典，但是我个人认为应该是先通再补。

有人会问：先泻后补的思路是可以同时完成，还是要分不同穴位完成？

补泻这个问题比较大，补泻的思路也是特别多，就是先泻后补的这个思路，可以讲是同时完成。但是这个同时还是分出来了先泻后补，不同的穴位是既可以通过经络的不同方向，比如说通过上游也好，下游也好，通过迎随法或者是通过不同的穴位，就是同一条经上面的不同穴位完成，或者是不同经上面的不同穴位完成。很大的程度上这种补泻，可以把手法加进去，另外是可以把五行生克制化加进去。因为补泻一般就是有两种，一个是通过手法完成，一个是根据穴性或者五行的属性，通过生克之间能量的接引完成。

那么，假如不根据舌诊不根据脉诊或者是不用望诊，也不要问诊，也不要和患者的病证去合，就是纯粹的触诊探查，可不可以作为穴位在下针做补泻的依据呢？实际上在大多数的情况下也可以。我个人认为一般是应该和穴性、病证结合的。

上下巨虚可补可泻，一般情况下，因为是治疗大肠病、腑病，就需要通，针刺就需要做泻法。但是椎动脉型的颈椎病，是因为冲脉气血上不去所至，这种情况下反而要先在关元穴松结解结；然后第二步，在关元下针做补法，在上下巨虚下针做补法。

从这个穴还可以引申到另外一个知识点：根据脏腑别通理论，胃和心包别通，因为阳明胃经和手厥阴心包是配对的。治疗胃腑病的时候，尤其是虚寒型的胃病，一般会用到内关和足三里。我个人认为用劳宫和足三里更合理。

根据脏腑别通，上巨虚是大肠的下合穴，肝和大肠又是别通，用肝经的大敦穴（临床里要是想省事的话就用太冲穴）和上巨虚配，治疗木郁，肝气不能疏泄造成的腹痛、泄泻、肠痛、雷鸣等一系列问题。

上面说了不少内容了，因为上巨虚这个穴确实有不少东西可以用。总结一下，大家就记住一个重点，上巨虚可以治疗一切大肠疾病，不管是虚证、实证，都可以用上巨虚治疗，都可以与天枢和大肠俞相配，最常用的就是上巨虚和大肠俞。这是它最基本的功效。

操作点睛

上巨虚一般都是要用泻法，但是有几个例外。首先，上面已经讲过了，冲脉的脉气探查（实际上就是元气的探查），假如治疗椎动脉型的颈椎病引起的眩晕，想在这个地方用补法，就用浅刺，进针 0.2 寸左右，浅刺缓慢行针就可以。

如果是治疗各种类型的结肠炎等疾病，或者是便秘、泻泄等，需要直刺 0.5～1.2 寸。上巨虚在治疗肠炎的时候需要用泻法，一般直刺泻法或者针尖儿稍微朝上用泻法就可以。如果治疗下肢的疾病或者是足踝疾病的时候，需要针感向下，实际上就是刺激腓深神经，针刺深度就需要1.2～1.8 寸，针尖可以是直刺或者是稍微向下都可以。

思　考

1. 如何合理而准确地理解上巨虚穴的命名？

2. 在治疗本腑病时，作为大肠下合穴的上巨虚和合穴曲池有何异同？

3. 如何理解"合治内腑"？为什么六腑的疾病可取六腑各自所属的下合穴治疗？

4. 上巨虚穴的主要功效是什么？临床上通治虚实肠腑病的三个要穴是什么？

5. 临床上治疗食积便秘、热结便秘、老年气虚便秘如何配穴？如何配穴治疗脾胃虚弱型和寒湿阻滞型泄泻？

6. 为什么说在上下巨虚穴处探查可作为衡量冲脉血海及下丹田元气充足与否的手段？临床上应用怎样特殊的指法来探查？

7. 临床上对于椎动脉型颈椎病伴有明显头晕的患者首先应在哪些穴位处探查反应点？应如何配穴行补法去改善气血上行输注于脑？

8. 根据脏腑别通理论，临床中上巨虚如何配穴治疗木郁腹痛及肠鸣泻泄？

9.上巨虚穴有几种刺法？分别为何而设？

10.上巨虚临床中大多数情况下治疗肠腑病的补泻原则是什么？何时何种临床证候必须用补法？有何特殊要求？

11.为什么说上巨虚的穴位探查不可以完全作为该穴补泻的依据？临床上应该与何互参？

12.何言临床中治疗肠腑病的第一原则是"通"？如何做到通补结合？

13.临床上除去手法，还可以如何行补泻？

第二十三讲　条口穴（ST38）

定位取穴

条口穴出自《针灸甲乙经》，"条"是指长条形的肌肉，"口"是指形状像口的凹陷，一个长条的口的形状，长条的凹陷，就是在胫骨前嵴的凹陷。

条口在小腿外侧中点，犊鼻穴下8寸，胫骨前缘旁开一横指。条口穴的凹陷处，其实是摸起来貌似有空虚感，往外旁开的丰隆穴在肌肉隆起之处，两穴基本上是在一条水平线上。

功效主治

条口穴为调气血和肠腑的重要腧穴，主要可以舒筋活络，临床主要治疗足冷、足痿（无力），就是《针灸甲乙经》讲的"足缓失履"，它还可以治疗湿痹，就是小腿痹痛，小腿部的麻木、疼痛等问题，除了这些，还有一个特效治疗，就是治疗肩臂疼痛。

临床体会

在临床中经常用条口穴治疗的疾病，大家可能特别清楚的，或者说印象特别深的就是条口透承山治疗肩周炎。而根据《针灸甲乙经》的记载，条口可以治疗足痿、转筋、足冷、足底发热。

条口可治疗足下垂。足下垂是一个比较常见的病，在临床中能够看到很多不同原因引起的足下垂，最常见的是腓总神经损伤。坐骨神经（腓总神经是坐骨神经的分支）的问题、糖尿病、多发性神经炎等，都有可能引起足下垂，但最常见的是腓总神经的病变。造成腓总神经病变常见的原因是长期保持一个姿势，比如一直蹲着、跪着，或者长时间卧床，或者术后石膏固定，或者是习惯性跷二郎腿，而且跷很长时间，这都有可能会引起腓神经的病变。

足下垂症状是比较好判断的。腓总神经有病变、有压迫，患者足下垂，但是不疼，没有痛感，患者自己没有办法完全主动地让足的前半部背屈、内外翻，同时在行走的时候，给人感觉脚趾是拖着走，为了避免拖着走，往往患者患侧膝、髋这两个关节都要抬起来，有明显向上抬的动作。患者拖着走是避免脚趾拖地，不是整条腿拖着。下面讲个病例：

患者是五十多岁的女性，本身是脾肾两虚，除去其他方面的调理，只讲足下垂的治疗。西医治疗足下垂，采用支架或足踝矫形器，或给个拐杖，帮助患者支撑行走。如果两三个月能恢复就恢复，如果恢复不了，可能也就恢复不了。也可能会手术解决，可能做肌肉的移植，或者做踝关节融合。对以前搞骨科的我来说，我不认为这是一个好的办法，要拆东墙补西墙。我的这个患者是带支架的，她有足下垂已经是大概一个半月了，熬不住了，就打电话来预约针灸治疗。

我给她做的治疗就是手法和针法相结合。

第一步针刺松解，她是左足下垂，在她的足阳明胃经，从足三里一直到解溪，一只手握住她的患足，做屈曲、背伸的动作，另外一只手从足三里一直到下巨虚，在这个范围内包括了足三里、上巨虚、下巨虚、条口、丰隆，根据她的肌肉随着足踝的屈曲、背伸活动，在胫骨旁去摸这块肌肉，摸到哪里有筋结，就在那里做针刺松解。

第二步，治疗腓总神经损伤。腓总神经可能有压迫，或者是有器质性的改变，比如说形上的改变，必须要先解除阻断。治疗方法就是在足三里和阳陵泉的位置深刺，深刺就是为了让患者有神经感传，与扎中风偏瘫的手法差不多，用雀啄法。再往下沿着胫骨外侧，胫骨前嵴往下走，在这一条线的上巨虚、条口、下巨虚，都要扎，就像排刺一样，但是针都要由浅入深去扎。足三里、阳陵泉一直到下巨虚，像一个小漏斗的形状一样深刺过去。

第三步，膝关节的手法松解。第一、第二步针刺完之后是不需要留针的，第三步做膝关节的手法松解，摇一摇，屈伸一下，然后摇一摇、晃一晃就好。

第四步，推胫骨前嵴。从胫骨嵴的位置一直往下推到足踝，大约推三四次。

整个过程都做完之后，再给她调理脾肾两虚。我给这个患者的治疗过程，就是临床腓总神经损伤造成的足下垂的治疗方法，大家复制这种方法去治疗就可以了。

有人也许会问可不可以用头针或在双上肢找穴，当然可以。但是她病程一个半月了，而且足下垂这种问题，一般来说，只是单纯在远端找穴是不够的，必须要从局部入手。

再讲讲肩周炎。治疗肩周炎用条口透承山，要求用3寸或4寸针做透刺。刚才说过，假如患者小腿、足的问题，比如说足下垂，是由浅入深去刺，不需要留针，条口透承山也不需要留针。我最早看老师操作的条口透承山是推拿老师操作的。天津中医学院有一位方老师，我跟他学推拿。他先让我给患者放松，比如说腰腿的问题，照猫画虎做滚法，然后方老师做。当时方老师治疗肩周炎（这是我第一次看操作），就是用条口透承山。

条口透承山及患者的患部做运动，是现在大家都常用的方法，但是当时我不知道这个方法，第一次看到觉得还挺神奇，具体效果怎么样忘记了。大三开始跟我的针灸师父廉老师学习，廉老师喜欢用的穴为中平穴。中平穴在足三里外下1～1.5寸，廉老师喜欢用这个穴深刺治疗肩周炎，而且是取对侧穴，就是巨刺。我当时问廉老师，廉老师说是他的习惯，喜欢用这个穴，条口透承山也没有问题，只是廉老师习惯于取对侧。

现在的针灸人都知道条口透承山治疗肩周炎，如果只是掌握这一点，或者说每一个肩周炎，都用条口透承山，是远远不够的。我们必须要思考，要思考什么呢？两年前我看到某位文献老师，考证从哪里发现条口穴可以治疗肩周炎，文献挺好，可以给我们参考，甚至给我们一些灵感，但只是单纯的考证古书里就这么说，或者哪本书里就这么讲，或者是新的发明就是这样，是远远不够的，我们必须要理清其中的道理。

条口透承山治疗肩周炎实际上是时效时不效。如果你没有考虑好，它就是有的时候起作用，有的时候怎么扎也没有用。我在讲肩髃穴时已经提到了肩周炎的治疗，条口透承山是远端取穴。

为什么条口透承山能够治疗肩胛部的问题？这是接经治疗，因为足阳明、足太阳并不是直接走行肩胛，而是和手阳明、手太阳同名相接，它取的是同名相接这个意思。但是为什么它时效时不效呢？还有一个问题，根据"经脉所过，主治所及"，为什么不直接去取手阳明、手太阳经穴位呢？这涉及了气血运行的问题，如果用条口穴治疗肩周炎，必须在针刺的时候，在局部触诊，在条口穴上下周围揣穴，假如揣到筋结，去扎这里，配合活动患肢，对肩周炎有即时的效果，如果揣不到阳性点，效果不会明显。另外，在治疗的时候不仅要做条口透承山，还应该在患者的手阳明和手太阳经的远端，手腕附近再去揣穴，找阳性点扎，配合条口穴。

由此引申出来一个问题，需要做透穴吗？我个人认为不需要。我在临床里实验过，从足三里一直到下巨虚，哪里找到筋结就扎哪，首先，不是一定要用条口穴；第二，可以在手上找穴做配合。假如说是治疗肩周炎，用运动针法，在足三里一直到下巨虚这个范围内揣穴要比只是死抱着条口穴做透刺效果要好，这是个人的观点。大家再结合肩髃穴中讲到的肩周炎应该怎么扎，肩周炎的治疗就圆满了。

但是，虽然说是在整个区域揣穴，但是条口穴的穴性、意义一定要分清，应该把条口和丰隆结合起来学习。对于我个人来说，条口穴在临床有更重要的意义，不是治疗经筋病、软伤，而是用整个这个区域治疗中焦和下焦的问题。

在临床中，我把足三里到下巨虚这一段作为治疗颈肩疾病以及治疗中焦和下焦疾病一个非常常用的区域，这是重点。我把它叫作"三口虚"或"三口虚区域"，就是足三里、上巨虚、条口、丰隆、下巨虚。大家看一下经穴图，看一下大概的关系，甚至可以把阳陵泉加进来。条口就是一条肌肉空虚的地方，有口的地方必定有凹陷，有空虚。"条"不只是这样，"条"还可以说是条达万物的意思。也就是说在这个区域，在条口上下，或者说从足三里到下巨虚这个区域是阳明气血极其丰盛的地方。

条口穴和丰隆穴要一起学，条口穴是足阳明脉气所发，位于三穴之间，就像一个气血的库和气血的漩涡一样——多年来，我对每个穴都研究得很细，基本上我讲的东西都是原创。这是我个人理解，可能有错误的地方，欢迎指正。我个人认为条口是有空隙的地方，又是调节气血的地方，这里类似一个带闸门的水库，这个水库上下有活水，在这个地方，气往上走，血往下走（这里只是说经脉，不讨论阴阳）。如果气血在条口附近瘀积，如果横向走，会在丰隆穴积聚，丰隆穴就变成水湿停滞的地方。再往下想，条口穴上面是足三里，胃之下合穴，足三里往下一个穴，还是在条口穴的上面，是上巨虚，大肠的下合穴，下巨虚是小肠的下合穴，三个下合穴之间，有条口和丰隆，大家仔细想一想它们之间的关系。

对于胃腑和大、小肠腑来说，条口穴从揣穴及其位置看，它的作用就像一个气血聚集的地方，它位于三穴之间，可以总调胃肠之腑，所以可以用条口治疗胃腑病和肠腑病。

思 考

1.如何通过条口穴的命名来更准确地揣摩它的定位？条口穴与丰隆穴在解剖上有怎样的关系？

2.条口穴的主要临床功效是什么？《针灸甲乙经》中是如何记载它的主要临床适应证的？

3．临床上腓总神经损伤的最常见原因是什么？腓总神经损伤引发的足下垂的症状特点是什么？此种患者在行走时有何特殊步态？

4.临床上治疗腓总神经损伤所致足下垂的手法和针法分哪四步？每一步有何特殊注意事项？

5."三口虚"区域包括哪些腧穴？"三口虚"的深层含义是什么？"三口虚"区域为什么可以用于治疗颈肩疾病及中下焦疾病？

6.为何说条口穴不只是治疗下肢局部的软伤，而且是调节气血和肠腑的重要腧穴？

7.临床上用条口透承山来治疗肩周炎时，除局部配合运动患肢外还应该如何在上肢配穴？为什么？

8.治疗肩周炎除外条口穴透刺承山穴，临床上还有其他的方法吗？为什么？

第二十四讲　丰隆穴（ST40）

定位取穴

丰隆穴，足阳明胃经的络穴。它的定位在讲条口穴的时候已经涉及，比较容易定位，从外膝眼到外踝尖连线是 16 寸，找中点就是条口穴，再外开一横指就是丰隆穴。

顾名思义，"丰"就是丰富、丰满，"隆"就是隆起。

功效主治

丰隆穴在临床当中，是一个非常常用的穴位，它有很多很多的功用，就是说主治的病证非常多。但是实际上只需要记一句话，丰隆穴是针灸临床中治痰的第一要穴，就是说任何病证，只要是和痰饮有关都可以用丰隆穴加减治疗。

临床体会

痰或者痰饮，是水液代谢障碍产生的病理产物，"稀者为饮，稠者为痰"，水湿就是痰饮之由来。痰饮既是病理产物，也是很多疾病的主要致病因素。痰饮的生成，和脾、肺、肾三脏的功能失常有密切关系。我们常说，脾为生痰之源，肺为储痰之器，也就是说，痰饮最主要和脾、肺有关。肺、脾、肾三脏对应上中下三焦，痰饮的产生就是三焦的正常功能失效。

因为三焦是气和津液的通路，通路出现了问题，三焦的气化功能出现了问题，就会产生痰饮。

痰湿有内湿和外湿之分，就痰饮来说，可能是外感风寒湿邪、饮食失节、内伤七情或者劳欲所伤等原因所致，但是终归离不开一点，离不开中阳或者说脾阳受阻，导致水湿停聚。换句话说，就是脾肾阳虚，水湿不化，责到三脏就是肺的通调水道作用失效、脾的转输无权、肾脏蒸腾气化失司，这几个脏失去了正常功能，造成的这个问题。

关于痰饮的病理机制的论述很多，痰饮为病，就是阳虚，主要以脾阳虚为主，是阳虚阴盛、本虚标实的病证。

痰又分为有形之痰和无形之痰。举例来说，与肝郁气滞有关，像梅核气，就属于无形之痰；临床所见，有形之痰为多，它可以发生在任何的部位，经络、脏腑、关节、肌肉等。痰饮为病有一个特点，可以随气升降，无处不到，也就是说在全身的各处，都可以见到痰气为病。正因为痰气为病，可以到全身的任何部位，涉及的病种、病理、证候太多，临床所见可以在各个部位，或者是各种疾病，都有可能会是痰饮的问题。

《医方集解》里说痰"在肺则咳，在胃则呕，在头则眩，在心则悸，在背则冷，在胁则胀，其变不可胜穷也"。痰饮的表现形式是多种多样的，要根据发病部位做治疗。因为如果单纯地去找证候治疗，有可能就太乱了，临床里简单的一个办法，就是根据发病部位决定治疗。当然这是我个人的一点临床体会，在教科书里不是这样分型做治疗的，我是认为大家按照发病部位去治疗，治病就简单化了。

病在头部，患者会有头痛、眩晕，因为丰隆是络穴，涉及痰病，实际上是络脉病。《灵枢·经脉》记载"足阳明之别，名曰丰隆……上络头项，合诸经之气"，其病"实则狂癫，虚则足不收"，临床常见头痛眩晕的病证。

治疗头痛、眩晕，可以用丰隆作为主穴祛痰，然后清泻痰火。临床常用的穴位加减，就不特别细地分型了，直接用丰隆、风池、头维，然后可以用太阳、足临泣。

"实则狂癫"，就是神志病里面的狂证和癫证。一般来讲，狂证属阳，是痰火蒙蔽心窍，取穴人中、少府、劳宫、行间，同时加丰隆；癫证属阴，是痰气郁结造成的，患者少言少语，可以用丰隆加通里、大陵和太冲。至于喉痹失音，不在我们讨论范围内，属颈项，临床上有太多其他的治法。

上焦有肺、心。就肺来说，如果是风寒外袭造成的问题，用不到丰隆穴，一般来说，用风门、肺俞、外关等就可以处理。如果是外邪入内，已经邪热壅肺，患者可能有胸闷咳喘、痰稠难出这种情况，可以用尺泽、丰隆、合谷、少商、肺俞，有可能会用到中府穴。如果痰热壅盛造成哮喘，可以再加鱼际、孔最、天突、中脘、足三里。

如果痰浊影响到心包或者是心，与上述的癫狂治法是相通的，但是痰热蒙蔽心窍，在临床里可能要再加几个穴，因为它和心或者心包有关，参照上述的癫狂，还要加十二井穴，或者加大椎、阴郄，以及在曲泽或者委中放血。

中焦，就是脾和胃。脾脏主要有脾失健运，痰阻中焦的问题，这种情况在针灸上的配穴相对简单，用丰隆加脾俞、足三里、太白。如果涉及胃腑，可能造成患者神扰，出现失眠的症状，需要清热化痰，和中安神，就一定要加中脘、内关。

痰浊影响到下焦，主要表现为女性患者的月经问题，比如说经闭、崩漏，或者是带下的问题。这类疾病的治疗，主要祛痰湿，还要再加上一些疏肝理气的穴位，比如开四关、三阴交等。

如果痰浊引起全身性的症状，浮肿身重等，除了治疗脾的问题，还要注意肺脏和肾脏，就是三焦气化的问题。

如果患者出现的经脉病是痰浊为病，往往是下肢有问题，比如说下肢出现肿痛，出现痿痹或者是足部有脚气等，这都是痰湿为病，就要循经，在经络上找痰结或者痰核，这个痰结也可以理解成就是筋结。只要患者有痰湿的症状，在经络上找到结，就可以去松解，不需要特殊的手法，主要就是捻转提插泻法。

痰饮方面的论述太多了，大家可以自己去找一找资料，感兴趣可以查一查。治疗其实也是多种多样，不同的流派有不同的风格，我只是把它简单化了。那么下面我加一点内容，讨论几个问题。

现在大家都在讲肥胖症，减肥无论是国外还是国内，都是热点，而且是大家特别重视的一个问题。肥胖症一般来说常见于痰湿体质，体形肥胖，脂肪主要积聚在腹部，这种情况需要从痰湿入手做治疗。

下腹部是冲任督一源三歧的发源处。腹部又是足少阳胆经、足阳明胃经和足三阴经循行的部位。肥胖的原因是什么呢？"阳化气，阴成形"，腹部有太多的寒和湿积聚，是肥胖的主要原因。因为气脉不通了，被阻住了，所以治疗需要温经散寒，振奋阳气。

温经散寒，振奋阳气，主要是用下腹关元，可以用灸法、针法、搭针阵、张力牵引针等。但是如果患者痰湿积聚，除了振奋阳气，还是要先处理痰湿，把痰湿祛除了之后，才能更好地振奋阳气。

怎么治疗呢？一个振奋阳气的治法是下丹田，还有一个就是可以在腹部做按摩——推腹法。按摩有很多种类，天津有津沽的脏腑推拿，就是安氏的脏腑推拿。它的中心思想就是让清阳上升，浊阴下降，通腑消滞。

临床处理痰湿要注意几个问题。

首先要注意湿为阴邪，重浊而黏腻，所以对于痰湿痰浊的治疗，是一个要下功夫的病证，往往不是马上见效，而需要缓缓收工，所以大家在治疗当中，一定要有信心。另外因为痰病比较难治，迁延日久，所以往往需要配合中药的治疗。

其次，由于这个病可以迁延日久，所以痰湿为病，皆可以化火。化为心火，加少府、通里；有肝火，加行间；有胃火就用内庭等。就是说痰郁皆可以化火，大家要注意这方面的问题。

第三，痰浊为病，痰气可以像正常的气血一样，全身各处四通八达，上上下下，里里外外。治疗时要抓住重点，重点是什么呢？就是脾脏、肺脏，也就是说，手太阴肺经及足太阴脾经。要注意肺脏和脾脏以及太阴经，治疗时可以在经络循行部着重探查。痰湿是病理产物，又是一个致病因素，可以影响到很多其他的脏器出现问题。但是，要抓住根本，根本就是脾和肺，也就是太阴以及太阴经，太阴和阳明是相表里的，就是大肠和胃，在临床里也要特别注意。

第四，在临床治疗中，要注意脾、肺，再加肾，重视三焦气化。我个人临床常用的一个配穴基础方是支沟、丰隆、尺泽、阴陵泉，如果同时考虑到三焦气化，会加肺俞、脾俞、肾俞、太溪、太白和太渊。

第五，上巨虚、条口、下巨虚，甚至说向上可以延到足三里，在这个范围内，是气血流行的部位，这里是阳明脉气所发。丰隆是络穴，阳明经和太阴经的气血在这个地方是相合的，也就是说有一个通道。当阳明经出现问题的时候，经络出现阻滞，丰隆这个地方有很大的诊断意义。通过丰隆穴的切诊，触摸、按压，可以诊断出来经络有没有阻滞。同时在治疗当中，一旦丰隆穴出现了问题，同时要在太阴经就是足太阴脾经，在胫骨内侧也需要同时做触诊，按压和找点，找到筋结点后松解，也就是说内外全松了之后，太阴和阳明的经络才会通畅。

操作点睛

丰隆穴的刺法，一般就是直刺，大约是 0.8 ～ 1.5 寸。

对丰隆来说，在临床里主要是用泻法。假如患者有足痿、足下垂无力等，也可以用补法。我个人来说，这种情况下，我宁愿用条口、阳陵泉、足三里这些穴去帮助他。丰隆穴单纯从临床来讲，主要是以泻法为主，扎针时不要把手法做反了。

1. 如何理解痰湿为病的本质为"痰气为病""本虚标实"？痰湿为病临床症状繁多，治疗上总的思路是什么？

2. 痰饮为病的特点是什么？为什么在全身各处都可见到痰气为病？

3. 丰隆穴可参与治疗哪些上焦疾病？如何随证配穴？

4. 丰隆穴参与治疗中焦脾失健运和痰阻胃腑时在配穴上有何不同？

5. 丰隆穴参与治疗女性下焦疾病时除祛痰湿外，配伍疏肝理气的腧穴为什么是重要的？

6. 何为比较有效的治疗经脉痰浊的方法？

7. 根据中医理论如何认识肥胖症的本质？与哪些脏腑关系紧密？肥胖症总的治则是什么？常用配穴有哪些？同时在腹部行脏腑推拿的目的是什么？

8. 丰隆如何配穴治疗痰湿为病迁延日久的化火诸证（包括痰湿化心火、化胃火、化肝火）？

9. 如何理解"痰湿既是病理产物又是致病因素"？这在临床上将给你怎样的联想和启迪？

10. 临床常用的三焦气化基本方包括哪几个穴位？如何加减？

11. 丰隆作为足阳明胃经的络穴有何特殊临床意义？如何揣穴去发现气血阻滞？

12. 丰隆穴在临床上多用泻法的目的是什么？

第二十五讲　冲阳穴（ST42）

定位取穴

冲阳穴在拇长伸肌腱和趾长伸肌腱之间，足背动脉搏动处，就是说足背最高处。但这个定位还不是特别清楚。讲一个比较简单的方法，定冲阳穴、解溪穴都可以这样操作。在足背，二、三足趾之间向上直画一条线，这条线在足背最高处，大约那个地方就是冲阳穴。解溪穴是一样的，继续往上画，与内外踝的连线交点处就是解溪。所以要点就是，足二、三趾之间向上画条线。足背动脉搏动处，又是另外一个要点，但是在某些人是很难摸到的。

功效主治

胃经我已经讲过人迎穴、气冲穴，今天再讲冲阳穴，在胃经上的三大"气动穴"就讲全了，基本上可以判断胃经的气血流行和判断胃经气血的盛衰。

"冲"是什么意思呢？"冲"是冲动，有脉动的地方。某些书上记载这是阳经要冲之地。带"冲"的地方，一定是经气比较盛的地方。我们都学过心经的少冲穴、心包经的中冲穴、三焦经的关冲穴，都带个"冲"字。这个"冲"，就是"要冲"，就是气至此处，湍急冲动的意思。"阳"，指足背最高点，或者是代表阳经显现的地方，冲阳就是这个意思。

冲阳为跌阳脉所在，临证可以用来判断脾胃之气的盛衰，临床常用原络配穴治疗表里经病，俞原配穴治疗脾胃经病，原合配穴治疗腑病及足痿不用，原穴相配、脏腑别通为开阖枢法。

临床体会

冲阳穴有很多的知识点，《素问·阴阳离合论》说："圣人南面而立，前曰广明，后曰太冲。"它提到了阴阳离合的问题，也就是开阖枢的内容。就三阳经来说，太阳主开，少阳主枢，阳明主阖，这里面可以引申出来很多知识点。首先，开阖枢实际上就是一个离合问题。虽然说开阖枢各自为政，但又是紧密联系的。可以各自为政，不是说三者真正的各自为政，开阖枢是潜在为一体的。由开阖枢，又会引申出脏腑别通的问题。凡是要治阳明病，或者是太阴病，在临床里面一定要同时考虑两者，就是治阳明，必定要考虑到太阴，治太阴，必定要考虑到阳明。

冲阳的别名是跗阳，为胃经著名的"跗阳脉"。胃是后天之本，人迎穴和气冲穴讲过了。人迎脉、气冲脉，加上跗阳脉，这三个地方都可以候后天脾胃之气。但是跗阳脉，在临床里用得不是很多。在寸口脉判断不是很明了的时候，或者只是要对胃经和胃腑进行判断的时候，那么跗阳脉，或者说人迎、气冲、跗阳就非常有意义啦。

关于跗阳脉的诊断，和一般寸口脉的分型类似。我举几个例子，跗阳脉的脉浮是胃虚，脉数是有胃热，脉空虚表示营卫两虚，脉涩，可能是有寒邪或者食积，脉滑，就是痰湿中阻，如果滑兼紧，是有寒热相搏，脉沉就是里寒等。

大家如果感兴趣，可以再查一查这方面的资料。我个人觉得人迎脉也好，寸口脉也好，包括跗阳脉（跗阳脉属于传统的三部九候遍体诊），所有这些，我在打脉的时候，都是往简单明了处去考虑。

但是大家要注意一点，人之将危时，太冲、太溪和冲阳三个脉，都可以判断病情。如果冲阳脉断，可以判断胃气将绝；如果太溪脉止，就可以判断肾气将绝；如果是肝脏将绝，就是太冲无脉。当患者比较危急的时候，可以诊此三脉，断生死。这时，除了这三脉，还可以在下腹部，通过对元气的探查，判断患者的疾病的情况。

冲阳是原穴，"五脏有疾，应出于十二原"。五脏六腑有病，都可以取原穴治疗。阴经是以输为原，阳经有另外的原穴。大家可以思考一下，阴经的原穴和阳经的原穴的区别是什么？在临床中应该怎样使用？这里只讲冲阳这个原穴在临床里面的几种配穴方法。

原穴、络穴相配，临床非常常用，一般用来治疗表里经相关的病证。原络配穴有很多种，比较常用的是冲阳配丰隆，可以豁痰宁神，在经典里记录治疗精神方面的疾病，狂妄行走、登高而歌、弃衣而走等，在现代临床，它变成了丰隆的一个主要作用。丰隆穴已经讲过了，大家可以重新复习一下丰隆穴，这里就不多说了。但是要记住，凡是有络穴，就一定有表里经。它一定是治疗表里经之间的问题。《素问·六微旨大论》记载"阳明之上，燥气治之，中见太阴"，"太阴之上，湿气治之，中见阳明"。也就是说，在针灸临床中，在治疗的时候一定要同时考虑阳明和太阴，这里可以通过冲阳和丰隆以燥克湿。

原穴和背俞穴的相配，简称原俞配。在临床中与胃经的原穴冲阳配的俞穴不是胃俞，而是脾俞。它们相配既可以治疗本经（胃经）的疾病，也可以治疗脾经的疾病。让胃经的经气通畅，也可以把胃经之阳气带入，还是克湿，可以用这个组合祛燥湿。

原穴和合穴相配，就是冲阳和足三里相配，治疗腑病。因为冲阳常用来治疗患者足痿不用。临床可以用冲阳配三里，同时配以前讲过的条口、上巨虚，再加上膀胱表里经的飞扬、复溜，可以润泽经筋，治疗足痿不用这方面的疾病。

脏腑间的原穴相配就是开阖枢法。关于开阖枢的临床应用，这里就简单说一下。开阖枢配穴有个原则：少阴配少阳、太阴配太阳、厥阴配阳明。厥阴配阳明，就可以用大陵穴配冲阳，因为开阖枢是需要上下肢相应。但是在临床里，这个配穴常常是要换掉，我们常常会换成用内关配足三里，效用会更高一些，同气相求，它的效果在临床里边会比大陵、冲阳组合更高。另外还有一种配穴是表里经之间，也就是说用太白和冲阳相配。

操作点睛

冲阳穴的刺法，因为它在动脉搏动处，肯定是要避开动脉。一般来说，在这里可以斜刺0.3～0.5寸，还可以在这里造空间。造空间是我的原创：当指下辨别趺阳脉比较空虚，搏动比较弱，甚至说很难摸到时，就可以造空间。造空间时，一般只需要斜刺0.1～0.2寸就可以了。

思 考

1. 冲阳穴的穴名有怎样深刻的寓意？如何简便快捷地取此穴？

2. 什么是"三大气动穴"？如何认识作为三大气动穴之一的冲阳穴在判断胃经的气血流行盛衰上的重要性？

3. 临床上探查冲阳穴（趺阳脉）的重要意义何在？如何参考诊断胃虚、胃热、营卫两虚、里寒食积、痰湿中阻、寒热相搏等？

4. 冲阳穴作为胃经的原穴有哪些特性？广义而言阴经和阳经的原穴在临床功效上有何不同？

5. 冲阳穴作为阳明胃经的原穴临床上常见的有哪几种配穴法？各种配穴法分别为何病证而设？

6. 举例说明原络穴的配穴原则是什么？本课所讲的冲阳和丰隆相配要达到怎样的目的？是针对何病而设的？

7. 冲阳穴作为胃经原穴在与背俞穴相配治疗本经病时有何注意事项？用脾俞取代胃俞与冲阳相配的目的和意义是什么？

8. 冲阳穴的原合配穴组合在临床上大多为何病而设？这个原合配穴组合在治疗足痿时通常配伍哪些腧穴？

9.冲阳穴作为胃经原穴在脏腑原穴配穴法中如何体现脏腑别通理论和开阖枢理论的？此配穴法有何特殊优势？

10.冲阳穴在刺法上有何特殊？何种情况下需要造空间？造空间针法的目的是什么？

第二十六讲 内庭穴（ST44）

定位取穴

内庭穴在足二、三趾之间的趾蹼，赤白肉际之处。

内庭穴是临床比较常用的一个穴。内，因为在厉兑之后，就是内，入的意思；庭，顾名思义，就是门庭。比喻经气在这个地方往里走，因而叫作内庭。

功效主治

内庭穴的功能主要是有清解和泻热的作用，针对胃腑或者胃经实性的疾病，实邪为重的疾病。

在临床中，内庭的功用可以根据经络走行，一个是在胃腑上做文章，一个在胃经所过之处去做文章。同时根据它是胃经的荥水穴，胃经的五输穴配五行就是的金水木火土，荥水穴指第二个穴，我们要根据荥穴的功用，理解内庭的治疗作用。

临床体会

内庭可以治疗胃腑病。胃腑病多见湿热蕴结或者胃腑通利向下的气机不利，患者可能会有腹胀、腹痛、胃痛，或者泄泻、便秘等。

《灵枢·五乱》里说过，"气在于肠胃者，取之足太阴、阳明"，"不下者，取之三里"。太阴、阳明相表里。足三里属土，土经之土穴，它的性质就是土性为重；内庭穴是土经之水。大家思考一下，水和土之间的性质是什么？《马丹阳天星十二穴治杂病歌》说过"三里内庭穴，曲池合谷接"，三里、内庭、曲池、合谷，临床是特别特别常用的一组穴方。

"三里内庭穴"，大家在应用内庭穴的时候不要只是单纯地考虑在课本上学到的荥水穴，荥输治外经或者是"荥主身热""病变于色者取之荥"，不是单纯这样的，下面再解释，要想一想五输穴的性质。

土之土足三里，是阳明胃经经气往深处走的地方。但土之土容易有壅塞，大家想一下土的性质，在临床里面经常需要水。水的性质清凉润泽，有了一定的水之后土才能够发挥正常的功能，否则土就会有燥，所以如果在临床里见到有胃热的患者，就应该足三里和内庭相合，往燥土里面加一些水。大家要这么去想，往燥土里加一点水，足三里和内庭相配，就能够起到正常的功用，治疗胃热，胃腑的实证。请大家考虑一下足三里和内庭这两个穴应该是先扎哪一个？

内庭穴又可以治疗经络所过的病。我们都知道"经脉所过，主治所及"，胃经所过，包括胃经循行的部位，也就是阳明经循行的部位，从足一直到头。在阳明经循行部位出现问题，这些疾病都可以通过胃经上的腧穴治疗。只要是疾病和热、实邪有关，内庭就会起到非常重要的作用。

《灵枢·五乱》说："气在于臂足，取之先去血脉，后取其阳明、少阳之荥输。"我们都知道四肢或者说四末为阳，气如果是乱于四肢，患者就会有异常的证候反应，往往会发凉，就是我们讲的"四厥"；还有一种，就是手足有热汗不出。这都是经典里描述的，治疗都可以先"取之先去血脉"，然后再取阳明少阳的荥输穴。其中阳明的荥穴就是内庭。

阳经的荥穴是水，金水木火土，那么输穴是木，水性清凉，输穴属木。如果患者有气乱，说明是木气逆，就必须要舒展井荥输经合的输木，要去舒展输木为主。

内庭还可以治疗头面五官急症，最主要的是牙痛、牙龈肿胀、鼻衄、喉痹。就是说口和喉问题都可以通过内庭治疗，当然要配穴。这还是属于

"经脉所过，主治所及"，因为所有阳经都会上循头面，尤其是足阳明的络脉是上络头项，可以和诸经之气往下走，又络喉部。

如果是头面部，比如说口（包括齿痛）和鼻有刚才说的这几种问题，就可以配合手阳明经的合谷穴，合谷和内庭相合，这是远端取穴，配局部取穴，比如说有齿痛，可以加颊车。有人会说齿痛要根据经络循行分清上齿痛、下齿痛，其实无所谓，在临床里不用分左右，也不用分上下，就直接合谷、内庭全都用上就可以。有鼻衄的问题用什么呢？还是内庭、合谷，加局部的迎香，有可能会再加督脉的上星，或者风池或者少商，要看鼻衄的具体原因。如果患者有喉痹，加一个局部的扶突穴就可以了。当然患者有眼和耳的问题，我们就会去考虑肝和肾这两条经脉，不会考虑足阳明经。

内庭穴还可以治疗全身发热，或者是瘾疹，疹出不畅，或是精神上的疾病有癔症等，属于阳明气分热的问题。阳明主肌肉，阳明热盛就会热郁肌腠，有可能会有发热、瘾疹这些问题，所以可以用"荥主身热"去治疗。

荥主身热分阴经和阳经。阴经之荥穴属火，可以清热泻火，但是也可以补火不足，治疗虚火。阳经的荥穴是属水，顾名思义，就是说针刺这个穴，可以清火。所以说井荥输经合的荥穴主身热。

但是有一种说法，就是说阴经阳经的荥穴都治疗身热为病，阳经的荥穴，主要是治疗外热，阴经的荥穴的主要是治疗内热。其实这个说法也不完全，从内庭这个穴来看，它可以治疗胃腑的实热，而且以治疗胃经和胃腑的实热为主，实际上以治疗内热为主，也可治疗风热侵袭，或者邪热蕴积腠理（阳明主之），可以在临床灵活应用。内庭治疗发热、瘾疹等，一定要有配穴，配穴是合谷、曲池，再加三阴交。

操作点睛

内庭配穴还要强调刺法，一般的书上会说这个穴直刺，或者是斜刺

0.3～0.5 寸。实际上不是这样的，这个穴在刺法上面有很多讲究，这是我们讲解的重点。

如果是治疗身热或者是气分热，或者瘾疹，要向上斜刺，斜刺角度还非常小，15°～30°，进针是 0.5～0.8 寸，在这个范围内进到一定程度得气后，做缓缓的捻转，左转右转，这里不要求捻转的补泻，而是要求均衡。我以前讲过龙虎交战，意思是一样的，就是说左转右转讲究两边的均衡，但是速度要缓，要宁心静气去针这个内庭穴。

如果是治疗四肢厥逆，胫痛不可收，手足汗不出等，手脚发胀，鼓起来的感觉，好像整个毛孔都被阻塞的感觉。这个时候一定要配合谷这个穴。那你说应该是合谷配太冲，在这个特殊的例子里，就是要针内庭，针内庭和针太冲的说法是一样的。这时，针尖 45°～60° 向上，进针 0.5 寸左右，然后做缓慢的捻转和提插，速度还是要求是均衡的。

如果是治疗胃腑的实证或者是有胃热等造成的痛症，胃痛、腹胀，或者便秘、泄泻等消化不良，就要配脾经的一些穴位，足三里也是一个主穴，但是内庭穴的刺法就变了，还是 45°～60°，但要做提插泻法。

思 考

1.内庭的命名有哪些含义？它的主要临床功效是什么？与其在五输穴中的五行属性有何关系？

2.临床上实性胃腑病的常见病机是什么？用内庭穴治疗胃腑病主要目的是什么？

3.在临床上常用足三里和内庭相互配合治疗胃腑之实热病，这个组合的背后有怎样的深刻含义？如何用这两个穴的五输穴五行属性来分析它们的功效？刺法上有何特殊要求？

4.为什么内庭穴也可治足阳明经循行部位上的疾病？经典中有何精辟论述？

5.经典中言及的"三里内庭穴，曲池合谷接"给你怎样的启发？以上穴位组合的临床意义何在？

6.对头面五官的急症内庭加合谷有怎样的优势？分别如何配穴？

7.急性牙痛、喉痹、鼻衄等病证在应用合谷、内庭二穴的基础上如何随症配穴？

8.临床上应用内庭治疗气分热证或者瘾疹时通常如何配穴？在针刺上有何特殊要求？

9.如何理解"荥主身热"？阴经和阳经上的荥穴在功能上各有何特殊？

10.内庭在刺法上有哪些特殊的讲究？在进针角度和捻转方式上对不同的疾病有什么要求？

足太阴脾经

第二十七讲　隐白穴（SP1）

定位取穴

隐白穴，位于足大趾末节内侧，大趾的指甲内角 0.1 寸。

隐白就是在赤白肉际处，因此而得名"白"，白是金之色。隐白是太阴脾经的井穴，足太阴属土，土者金之母。隐白是足太阴脉气所始之地，又同气相求，接引手太阴经气，手太阴经气隐在这里，手太阴属肺，属金，这就是隐白的意思。

功效主治

所谓隐白，同气相求，和手太阴肺有联系，隐白穴可以治疗上焦肺的疾病，脾为土脏，金隐土中，隐白穴有生津、荣肺之用。井穴隐白可以治疗崩漏，上、中、下三焦相关疾病以及神志病。

脾胃经是相表里的两条经，足阳明胃经阳气下传，最后一个穴是厉兑，厉兑穴在阳经属于五行的金。隐白穴可以接承阳明之阳气，隐白属于阴经井穴属木，这是由金气转为木气的地方，所以隐白穴可以当作一个枢纽。厉兑是井穴，隐白也是井穴，表里经之间的井穴是阴阳交换能量的地方，所以极为关键。

井穴在不同古籍中的记载是不同的，《灵枢》和《难经》不同的篇章，都会提到井穴，当然井荣输经合都有记载。《灵枢·顺气一日分为四时》说"病在脏者取之井"；《灵枢·本脏》记载，"五脏者，所以藏精神血气魂魄者也"；又《灵枢·动输》记载，"夫四末阴阳之会者，此气之大络也"。凡是四末，就是井穴所在，是十二经阴阳表里经交接之处，有顺接阴阳能量的作用。如果阴阳之气不能顺接，就会发为厥证，所以说"病在脏者取之井"，就是说刺井穴可以帮助阴阳之气相续接，这就是为什么刺井穴，可以治疗中风、昏厥、昏迷休克。井穴的醒脑开窍、宁心安神泻热的作用，就是根据上述理论而来的。

关于井穴的针刺古籍里面有不同的提法，"病在脏取之井"是"冬刺井"。但是《难经·七十四难》提到了"春刺井"，可以治肝病。关于井穴以前在《卫生宝鉴》里面有大接经刺法，在现代临床当中还是有意义的。大接经刺法和彭静山前辈提到的大接经是两回事。彭老所说是刺十二经的原络穴，是原络、原络或络原、络原这样的大接经，意思是不一样的。

井穴的大接经有两种不同的刺法。

一个是从阳引阴，治疗阴病在阳。什么是阴病？阴病就是外感六淫，首先会伤表阳，就是足太阳膀胱经。这个大接经需要从足太阳经的井穴至阴，按十二经的顺序转过来，最后转到手太阳经的少泽穴。从阳引阴法起于足太阳，止于手太阳，是在卫气的层面治疗。足太阳膀胱经是卫气所输布，治阴病在阳。这种大接经简单讲就是卫气所属，足太阳膀胱经重点是在背俞穴。十二经井穴刺一圈后在背部做背俞穴探查。

第二种是从阴引阳法，治疗阳病在阴。阳病是指内伤病。阳病在阴，就要从手太阴肺经的井穴少商开始，转一圈，转到足厥阴肝经的井穴大敦。它的循行，简单地讲就是营气。在临床主要在胸腹部的募穴做探查，再结合从阴引阳的大接经井穴刺法。

所以说井穴在临床上的作用非常大，在整个经络经气的运行系统中，确确实实既是一个源点、发源，又是一个枢纽，如上述的接引，从厉兑接引经气。我们常讲"阴井木，阳井金"，就是说阴井木，阴经经气的升，要靠阳经经气的入、阳经的收，这点大家一定要搞清楚。考虑到上下游，隐白又属于一个枢纽的作用。

临床体会

临床治疗当中，大家对隐白最有印象的就是用灸法，灸隐白治疗崩漏。但实际上隐白的作用，远远不止于治疗崩漏。

隐白穴属于脾经，脾属土，隐白五行当中属木。它的治疗作用可以根据经络所过及隐白穴五行的性质来考虑。脾脏，一脏定四维，土枢四象，凡是在脾经上的五输穴和五行的性质相关。脾经隐白穴，它的治疗作用，可以从上焦、中焦和下焦，神志病以及脾虚、脾实证这几个方面入手。

上焦以心肺系病为主，主要是胸闷气喘、心痛、咳嗽等，以肺经为主，当然还会有心系的症状。肺经肺脏为主的问题，关键在于土能生金，隐白是经气始发之处，所以可以治疗肺脏的疾病。临床合用尺泽、膻中、列缺、脾俞、肺俞等一系列的配穴去治疗。

中焦以脾胃系病为主，患者有腹胀、呕吐，或者是食积等，饮食伤中或者胃失和降，脾失运化这一类的疾病，也都可以用隐白治疗。这时可以合用脾俞、胃俞、足三里、天枢等穴位。

《难经·六十八难》记载"井主心下满"，后人也有很多解释。有人认为指胸胁、腹部，由于气血失和，不能够流通舒畅，造成的局部闭塞不通，患者会感觉胸胁心口的堵塞之感。还有人认为，"心下"就是胃脘，心下满就是胃脘的胀满不舒。我个人认为这种解释更合理一些。《难经集注》里面讲到井穴是属木，木属于肝。有人说，肝主满。"井主心下满"，就是肝邪为病，肝实、肝气郁造成了心下满。隐白在临床里治疗心下满，还有疏肝的作用。如果是由于肝气滞肝郁造成胃脘部的胀满，在临床可以用大敦穴或者太冲穴和隐白穴一起治疗，脾和肝，这两条经、两个脏，都考虑到了，是比较完美的配穴。

下焦以血症为主，尤其是月经量过多甚至崩漏，或有一些其他的血症。当然不仅限于下焦的血症，包括吐血、衄血等，都可以是脾所主治。因为脾主统血，脾虚血失统摄，血就会溢于脉外，可以出于上窍也可以流于下窍，流于下窍就是崩漏、便血、尿血等，也可以出于肌肤，发为紫斑，所有这些病证都可以用隐白治疗。这种情况就要用到脾俞、肝俞，可能也会用到肺俞及隐白的灸法。

隐白是十三鬼穴之一，这是另外一个比较大的话题。十三鬼穴，大家可以参考相关的内容，以后也会涉及。隐白是可以治疗神志病的，脾胃是后天之本、气血生化之源，如果脾胃出现了生化的问题，气血生化不足，会造成心失所养、失眠、多梦等，可以从隐白去论治。

脾虚证，隐白可以做灸法。灸隐白十壮，是专门治疗小儿呕吐的一个经验方。

隐白穴为阴经井穴，属木，脾属土，灸隐白穴，木随火旺，火壮木气，木气庞大，木可御土。就如要控制水土流失，需要做的是要种很多树，需要植被。这是什么意思呢？是壮木气去抓住土气。既然脾气虚，土失去了统摄的作用，治疗就要让脾气再充足，有很多种方法可以用。其中一种方法很关键，也是最直接的，就用壮大木气帮助固摄脾气，脾土固摄之后，增强了统摄作用，防止流失。这是一个很传统经典的五行的思维。

隐白也可以刺血，泻土经木穴的木气。刺血可以帮助治疗脾实的症状，就是脾不运化，胃失和降，还有食积、腹胀呕吐等。前提是属于脾实的情况，不能够无限夸大一个单穴的作用。临床治疗血证，隐白穴为主，合用调气的穴位，如太冲、合谷，以及脾经穴三阴交、地机、血海等，也有可能会合用一些背俞穴，如肝俞、胆俞、脾俞等。

此外，脾主四末，四末是阳之本，阳之本就一定要考虑三焦相火。太阴脾，四末阳之本，一定和少阳三焦相火所合。所以在临床当中，治疗手足寒热之厥症，要考虑到少阳三焦经。

上述隐白的临床应用需要大家注意的问题是：什么时候用灸法、什么时候需要刺血放血，也就是治疗什么时候需要补、什么时候需要泻。

思 考

1. 隐白穴的命名有怎样深刻的内涵？暗喻与哪条经的关系密切？

2. 临床上针刺隐白穴可达到生金荣肺的作用机理是什么？

3. 为什么临床中我们治疗中风、昏厥、昏迷休克等可通过针刺井穴来完成？其作用机理是什么？经典中是如何论述的？

4. 十二经的井穴在整个经络经气的运行系统当中为何意义如此重大？其经气始发的源点及阴阳交换的枢纽的双重特性给予临床怎样的启示？

5. 十二井穴的大接经刺法和原络穴的大接经刺法在临床意义和目的上有何不同？

6. 临床上如何选用十二井穴的大接经刺法中的"从阳引阴"和"从阴引阳"二法？分别在何处探查？此二法与卫气和营气的运行及调节有何关系？

7. "阴井木，阳井金"的真正含义和作用是什么？隐白作为脾经的井穴有怎样特殊的意义？

8. 隐白穴在治疗上中下三焦疾病及神志病时的作用机理和配穴是什么？

9. 如何用五行理论来解析临床上常用的灸隐白穴以止血？

10. 隐白穴刺血法的临床适应证是什么？机理如何？临床上用隐白治疗血证时还应注意如何配穴？

第二十八讲　太白穴（SP3）

定位取穴

太白穴在足内侧，足大趾跖趾关节后下方的赤白肉际处，揣穴时摸到有凹陷的地方是太白穴。太白穴、公孙穴、然谷穴，这些部位都是扎针比较痛苦的地方。

功效主治

太白穴大家可以这么理解，它的名字有很多解释，名字中有"白"字还是因为土生金。井穴隐白是经气所发之地，太白穴是足太阴脾经之原穴，原穴是元气流注之处，是脉气特别充盛的地方。土生金，太白穴是土中土，是脾经的真五行，本经穴，是全身最重要的坤母之穴。

脾和肺的关系是脏之间的母子（土生金）关系。用脾经的穴治疗肺经病的时候，太白穴或者足三里是不可或缺的。因为太白是脾经的原穴，脾脏有升清的作用，凡是脾气不升的患者都可以用太白治疗。同时它是土中土，坤母之穴，土可滋生万物，就是说太白穴可治疗诸虚百损，尤其是脾虚的证候。

井、荥、输、经、合五输穴里太白穴是输穴。输穴要注重几个地方：第一，《灵枢·顺气一日分为四时》记载"病时间时甚者取之输"。这句话大家要理解，因为有阴经的输穴，还有阳经的输穴。阴经以输为原，主要作用的点是脏，也就是脾脏，所谓"病在阴之阴者刺阴之荥输"；阳经的输穴主要治疗本脏所连属的经络所过路线上的疾病，"病时间时甚者取之输"，是说患者有疼痛的症状，时轻时重或者发无定时等，大部分这种情况下要用阳经的输穴做治疗。"输主体重节痛"，我个人认为，也是属于需要用阳经的输穴治疗。

阴经的输穴就没有一点用吗？也不是。因为阴经的输穴属于五行中的土，当患者有体重节痛时，土的性质就会揉在里面。土的性质和脾相合，就和湿相合，尤其是脾经的输穴太白穴，在治疗患者的体重节痛的时候，可以和阳经的输穴相配参与治疗。这里的太白穴是通过治疗脾虚造成的脾湿，去帮助阳经输穴一起治疗体重节痛。这是太白的特殊性。总而言之，太白主要治疗脾的脏病，反而脾经循行的病、局部病是次要的，主治脾脏的病，还可以治疗与脾脏相关的其他的疾病。

脾脏属土，根据黄元御"土枢四象"的理论，脾与心、肝、肺、肾的关系是极其密切的。在临床里往往会见到心和脾的疾病，心脾不足的失眠；肺脾两虚，患者有与呼吸有关的疾病；或者是木乘脾土，这一类疾病就更多了；还有脾肾阳虚的五更泄、泄泻等。这都说明了脾脏和其他四脏关系特别密切。因为脾脏是中央戊己土，是居中的。同时太白穴，是脾经（土经）的土穴，它又是在中间，木、火中间是土，然后是金、水。也就是说，脾经的太白同时和木、火、金、水这四象的关系特别密切。

临床体会

脾胃是气血生化之源、后天之本，脾失健运就会气血亏虚，患者就会出现全身倦怠，声低懒言，有气无力。治疗以虚证为主的病证会用太白穴，见到脾虚就可以用太白，同时会用中脘、气海、足三里。

如果脾虚造成水湿不化，有湿困湿阻的症状，患者有腹胀、呕吐、满闷等，用太白加足三里、丰隆、阴陵泉、中脘；患者呕吐或呃逆的症状较重，加内关穴。如果脾虚胃实（临床里非常多见），患者有食滞，脘腹胀痛，用太白、足三里、中脘、内庭和天枢治疗。

如果脾气虚统摄无力之失血，导致患者崩漏，用隐白穴，也可以加太白，增加补脾气的作用。如果脾阳不足，四肢不温，怕冷，甚至早上有泄泻等，这种情况下除了太白，合用巨虚、脾俞、中脘、章门、气海等。如果脾气不升或清阳不升，患者有头昏、头胀、头痛，或者有中气下陷的症状，要用主穴太白加百会，酌情加四关穴。

在临床的治疗当中除了考虑脾这个本脏，还需要照顾到和脾有关的一些脏器。

第一个是和脾有表里经关系的胃，脾和胃一个是升一个是降，所以用太白和足三里配穴。太白加足三里是一个基本方，临床上还会加公孙，即太白、公孙、足三里。还有一个加强版的配方，脾胃不和或者脾胃之间出现一系列的问题比如说脾虚胃实等都可以用。这个加强版是什么呢？就是在太白、公孙、足三里的基础上，再加冲阳、阴陵泉。此外，因为脾脉注入心中，在临床上一些心脏方面的疾病也可用太白治疗，比如太白配神门、太白配内关，治疗不同的疾病。

同时临床里特别常见的脾和肺，属于同名经的配穴方法。脾和肺的原穴对原穴，输穴对输穴，土穴对土穴，就是太白配太渊，这是一个基础方。临床里需要培土生金的时候往往用太白、中脘、中府、太渊。如果是和肺的疾病相关，以实性为主，如患者痰多，可能会用到孔最、少商、尺泽、丰隆等。

下腹部还有肾，就是下焦。中焦（脾）和下焦（肾）相合，脾为后天、肾为先天，临床常见脾肾阳虚共存。可以用太白、太渊、气冲、人迎、足三里、支沟、太冲、太溪、关元，这是一个基本方的组合。

在临床里特别要注意太白和太冲这两个穴之间的配用，还有可能加足三里和阳陵泉。太白、太冲要注意手法、针刺的先后、补和泻。为什么呢？《金匮要略》里讲："见肝之病，知肝传脾，当先实脾。"这句话不同的医家会有不同的解释。这是未病先防的观点，多数人会用五行的生克理论解释。

大家都知道肝的功能是藏血主疏泄，肝胆又是相火寄居之地。肝和胆都有升，有疏泄的功能，是相火寄居之地。肝胆的特点是动性的，活力比较大，对于脾有很大的影响。一是脾的运化功能需要肝提供能量；另外，脾升清阳的作用也和肝胆的升和动的功能密切相关。同时因为肝是刚脏，体阴用阳，肝一定要有足够的阴血滋润，阴血的生成要靠脾的运化和输布水谷精微。有足够的阴血滋养，才能够让肝的疏泄功能正常；如果肝失疏泄，就会造成脾的运化功能失常，也就是肝脾不和，患者就会出现精神方面以及消化方面的问题。

五脏之间，金木水火土，有一定的传变规律，就是"五脏有病则各传其所胜"。

肝木是克土的，是控制土的，木克土的关系。如果肝的疏泄正常，就不会有这种控制（克）的关系，而是一个正常的流行，五行实为一行。但是在临床里会见到两种情况：

第一木乘土。木过于强盛，就会控制土，克土太过，造成脾的运化功能失常，这是属于肝先受病，肝（木）先有问题，造成了脾的运化或者脾胃升降失常，是木乘土。实际上也是传统里讲的木郁土壅。大家记住，这就是肝病在先，然后脾胃受损，所以治疗应该以舒肝为主。这种情况下补脾实际上不重要，不需要补脾。

第二土虚木乘。肝木本身是正常的，但是土虚，脾胃是虚弱的。脾胃病在前，脾胃的运化出现失常，脾胃虚弱了，相对于一个正常的木来讲脾虚了，肝木好像高了一块，实际上不是肝木的问题，而是先有脾虚的问题。这种情况下要调理脾胃为主，反而疏理肝气就是辅助了，这个时候就需要实脾。但是大家一定要注意，对于肝脏，永远要疏肝，不管是真正的强还是相对强，临床上永远要疏肝。大家也要注意实脾不是一味地补，而是需要调补、传导及运化。因为脾胃是需要运行运化，不要一直补，补过了脾土就会出现壅滞，因此实脾一定是调和疏导在一起。

所以这一段"见肝之病，知肝传脾，当先实脾"，大家一定要注意理解透彻，它存在着"病之先受者为本，病之后变者为标"的问题，也就是存在着一个"标"和"本"的问题。临床中一定要掌握肝和脾哪个是主，哪个是从，哪个先哪个后，这个时候的治疗才是正确的。

操作点睛

太白穴是坤母之穴，母仪天下，是土中土，这个穴在临床太重要了，是一定要针刺的。这个地方一般是直刺 0.3 ～ 0.5 寸。针刺之前揣穴时先揉一揉，让患者先有个铺垫，同时可以让患者咳嗽一下，在咳嗽的同时快速地进针入皮，入皮之后慢慢地往里走，无论是补或泻（当然临床主要是补），都需要慢慢地往里走。不只是这个穴，所有敏感的穴如涌泉、劳宫都是一样的，针入之后走得越慢越稳，患者的痛苦越小。

思　考

1. 太白穴命名中的"白"字有何深刻寓意？根据同气相求的理念，哪个脏与之关系最为密切？为什么？

2. 太白穴为何被称为全身最重要的"坤母之穴"？与此穴的经络归属及其在五输穴中五行属性有何关系？

3. 为何说太白穴是治疗诸虚百损，尤其是脾虚证的要穴？

4. 如何理解经典中提及的"病时间时甚者取之输""病在阴之阴者刺阴之荥输""输主体重节痛"？举例说明阴经和阳经的输穴在临床上的功用有何不同？

5. 太白穴作为脾经的原穴和输穴，在临床中作用的重要节点是什么？

6. 如何理解黄元御的"土枢四象"理论？何言脾和心肝肺肾有着密切的关系？何言太白穴在治疗心肝肺肾疾病中的作用是不容小觑的？如何随症配穴？

7. 临床中见到脾失健运，气血生化乏源，水湿不化，湿困湿阻，脾阳不升，中气下陷等为何必取太白？如何随症配穴？

8.何为运脾补脾的基础版针方？何为运脾补脾的加强版针方？配穴思路是什么？

9.如何理解"见肝之病，知肝传脾，当先实脾"及"病之先受者为本，病之后变者为标"？如何用以指导临床？

10.太白穴的进针要领是什么？如何尽可能地做到无痛进针？进针深度是多少？

第二十九讲　公孙穴（SP4）

定位取穴

公孙穴在足内侧缘第一跖骨基底部前下方赤白肉际处。在不同版本教材里，有的记载公孙穴在太白穴向上大约1寸，有的记载在第一跖骨基底部前下方赤白肉际。在临床里太白穴向上1寸应该是更好找的，但是要注意太白穴和然谷穴之间的定位，大家不要混淆。

功效主治

公孙穴的命名有很多种不同的讲法。有人说公孙是黄帝名，有人把它讲作脉之贵细，公为重，贵也，孙者细也。还有人讲肝木为公，脾土为孙。这个比较费解，我从另外一个角度去理解公孙。

脾为中央戊己土，在五行八卦里面居中，有四通八达的性质。我们以前讲过土枢四象。从名字上来看"公孙"，公就是祖父，孙就是孙子，爷爷和孙子。脾居于中，就是我们自己，往上走，就会有爸爸和爷爷，往下走就会有儿子和孙子。什么意思呢？就是这个穴可以向上数两代、向下数两代，它是真真正正能够做到把本身的能量沟通和连接到其他的脏腑，也就是说公孙的主治是可以影响到其他的各个脏腑。

公孙是足太阴脾经的络穴，我们临床一定要把络穴的概念掌握好。络脉在临床里主要是加强十二经脉表里两经的联系，络脉在经脉别出的地方叫络穴，络穴有一个特点，通治表里两经，所谓的"一络通两经"，所以可以通肠和胃。公孙穴还通于肺经，又是八脉交会穴之一，通于冲脉，注于心。所以脾经的络穴公孙可以治疗很多种不同的疾病，用于实性的疾病居多，临床中主要用泻法。

临床体会

公孙穴在临床当中有很多种不同的用法，无外乎就是单独的用络穴，或者是配穴。配穴主要是原络相配，还有八脉交会。

络穴通表里经，是正经别出的支脉，络脉主要都位于十二正经的肘膝以下，对肘膝下的五输穴气血能量的流动，是一个非常有效的补充和调节。

虽然说有十五大络，但是临床里常用的络穴主要是十二络，气血异常一定会出现相应的络脉的病变。先贤医家们经过长期的治疗，总结出来一些规律，各个络脉都有自己的病候。当患者出现相应的病候时，都可以直接取相应的络穴治疗，单取络穴就可以。临床里一是根据所表现的病候判断，另外一定要在左右两边的络穴做触诊揣摩，观察体会它的不同，然后再做针刺，根据手下的感觉决定针刺的层次和方向。

病初一般来说侵袭的是正经经脉，久病入络。凡是患者的病证已经是转成了慢性，病程长久的，一般都会用络穴治疗。《针经指南》记载："络穴正在两经中间……若刺络穴，表里皆活。"据《灵枢·经脉》所载，凡因气逆血络的实证都可以用刺络出血的泻法治疗。

络穴沟通表里经，所以可以调节平衡相对应的表里经的气血。凡是在人体表里经相应的区域，比如公孙，它是脾经和胃经相应的区域，在它的上下左右，只要患者出现了不平衡不协调的病理反应（有各种表现），这时在络穴做触诊，可以发现络穴会有颜色形态的变化，甚至是有结节，这时就要处理掉它。这么处理是为了什么呢？是为了用络穴平衡表里经。在表里经之间，络穴就像一个桥梁，一个通道一样，用络穴去平衡，带动能量在表里经之间的流动。举例来说，患者有脾虚胃实或者是脾湿胃寒，这种不平衡患者会表现出来功能上的一些病理的改变，这个时候就要刺脾经或者胃经的络穴，进行表里经之间的沟通。

络穴还可以平衡调节相对应的同名经之间的气血。调节相应的同名经之间的气血，其实不只是络穴，在临床里原穴、郄穴、下合穴等特定穴，以及五输穴相对应的木火土金水，不同元素之间，都可以进行交流和沟通，这就是同气相求。具有一定的气血相同特性的情况下，或者能量有一定特性的情况下，相互之间更容易沟通。临床里还要加一些特定的配穴去帮助完成同气相求。

提前讲一下脾之大络——大包穴，大包就像一个网络一样，或者说像脾经伸出了无数的触角，经气和能量从脏腑流到四肢四末，又可以回流。就是说经气、能量可以周行全身，进行能量或者说经气之间的化生和流动，主要是一种流出、流入。脾经的络穴公孙，又有一个大包穴，这两个穴可以互相合作，调整全身的气血流动。例如治疗纤维肌痛症，可以在大包穴附近找结节刺血，即刺络拔罐。

大家如果在临床里想练一练触诊，练一练手下的感觉，大包穴就是一个非常好的穴位：让患者进入一个平缓的深呼吸状态，试图找到这个患者的呼吸节律，体会你手下的感觉。

讲过了络穴单独的应用，再往下讲，是大家耳熟能详的原穴和络穴互相配合应用。原穴大家已经很清楚，是脏腑元气经过和留止的特定穴位。《难经·六十六难》记载："脐下肾间动气者，人之生命也，十二经之根本也，故名曰原。"《灵枢·九针十二原》有"十二原出于四关，四关主治五脏""五脏有疾也，应出十二原"等。记住原穴和三焦是相通的，可以运行三焦之气通达全身。

原穴和络穴之间相互的配穴，称为"主客配穴"。原络配就是主客配，在临床里可以往细处去考虑。

首先说本经之间，单经本身的原络配穴。举例来说脾经，本经有病，但是没有累及其他的脏器，发病初期，病变比较单纯的时候，可以在脾经找原穴和络穴，一般来说左侧取太白，右侧取公孙，可以左右取穴，取单穴，是属于单经内的原络配穴。

第二种是表里经之间的原穴络穴的配穴方法，大家都知道先病的经脉取原穴，后病的取络穴，这是课本里面最常用的。在临床里还可以抓主次，就是要看哪条经的病是主要矛盾，就可以取它的原穴，次之取络穴。

同样也可以在手足的同名经取原穴和络穴，在同气相求的基础上取穴。举例来说，太阴经，一个是足太阴，一个是手太阴，可以取左公孙右太渊，治什么病大家都知道了，就不细说了，这就是手足同名经之间原络穴相配。

在临床里经常用到络穴和八脉交会穴的配穴方法。尤其是公孙穴本身是络穴，又属于八脉交会穴之一。"公孙冲脉胃心胸，内关阴维下总同"。所以内关和公孙在临床里是非常常用的一组配穴。

公孙通冲脉，冲脉可以调整下腹，甚至可以调整整个腹部的气机，因为"冲之为病，逆气里急"。在临床里常见的奔豚气，《难经》里说"肾之积名曰奔豚，发于少腹，上至心下，若豚状，或上或下无时……"奔豚气就是公孙和内关配穴的主治之一。在临床里面常会用太冲、公孙、内关和气海，这几个穴同用治疗奔豚气，局部我个人喜欢加一个廉泉穴。如果用这个配穴治疗几次患者还是有这个症状，就需要三焦同治。

公孙和内关这对配穴，公孙通冲脉，脐以下的位置可以用公孙治疗，配合脐以上尤其是胸膈这一块，用内关治疗。所以内关和公孙相配，可以把整个胸腹部的疾病囊括进去。

公孙穴在临床里主要配足三里、内关、太冲、天枢、关元、气海，或者是膻中，基本上配穴就是这些。配穴就不细讲了，可以根据不同的疾病，用相应的穴位去配，相对来说是比较简单的，有时还会用到中脘穴。

操作点睛

公孙穴临床一般直刺 0.5～1 寸，太白、然谷、公孙这几个穴位都一样，一般要患者咳嗽一声，入皮之后，把针缓缓地往深处走。

思 考

1. 公孙穴如何定位？在临床上最应该避免与哪个经的哪个穴相混淆？临床上为何多用泻法？

2. 公孙穴作为脾经的络穴是如何影响其他脏腑的？如何用最简单的联想记住此穴的功能？

3. 公孙穴可以通肠和胃、平冲降逆的理论基础是什么？

4. 为什么说络穴对十二正经肘膝以下的五输穴系统的气血能量的补充和调节作用是不容小觑的？举例说明临床上哪几种情况下常用络穴去治疗。

5. 如何应用脾之络穴公孙配脾之大络大包去调畅全身气血？背后的机理是什么？

6. 举例说明本经（单经）内的原络配穴的原则和适应证是什么？

7. 手足同名经的络穴相配的理论基础是什么？举例说明。

8. 表里原络配穴的原则是什么？临床里除了遵循先病后病的原则外，还有其他的形式吗？

9. 临床根据不同的疾病，公孙穴的常用配穴是什么？如何应用公孙穴去治疗奔豚气？

10. 为什么说八脉交会穴中公孙配内关的组合可囊括整个胸腹部疾病？

11. 公孙穴刺法的注意事项是什么？如何尽量做到无痛操作？

第三十讲　三阴交穴（SP6）

定位取穴

　　三阴交穴出自《针灸甲乙经》，为什么叫"三阴交"？大家目前公认的是，三阴交是足太阴脾经、足少阴肾经和足厥阴肝经三条阴经的交会之处，所以被命名为三阴交，《备急千金要方》又称"承命""太阴"。

　　三阴交在内踝高点上3寸，骨下凹陷中，目前公认的是内踝上3寸、胫骨内后缘。但这个穴的定位在以前是有争论的，有一个说法是足三阴的交会是在内踝上8寸，而且三阴交的治疗当时主要指它的局部治疗作用。后世逐渐把这个穴的定位在内踝上3寸，所以三阴交还是按照内踝上3寸来讲。大家如果感兴趣，可以再查一下相关的文献。

　　在临床当中，更应该学会怎么去揣穴，尤其是沿着经络去揣穴，《十二经腧穴之旅》差不多要讲一百个穴，详细深入去讲、去学习，可以说沿着经络线上的每一个点在临床当中都是很重要的，只不过这些有名字的穴位，尤其一些大穴是首先要注意的，这就是为什么在临床里循经揣穴是非常重要的。

　　三阴交这个穴，建议大家在学习它的功能作用的时候，可以查一查相关的不同的资料、不同经典里面的记载，对我们会有所启发。三阴交这个穴放开了讲，与合谷穴是一样的，讲几个小时是一点问题都没有的，甚至说讲一天都不夸张，一个三阴交穴是可以写一本书的。但是我们学习也好，掌握临床技能也好，应该做到把书越读越薄，把学到的知识升华、提炼出精华为临床所用。所以我尽量讲重点，如果大家想全面了解这个穴，可以自己再做些功课。

功效主治

三阴交的功能就是一个字——血，三阴交是治血的大穴，治血之要穴，尤其是对于妇科理血调经，是百分之百要用的一个穴。同时因为足三阴经从足走到胸腹，是足三阴经的交会穴，所以又是治疗中下焦疾病的首选穴，尤其是下腹部疾病，三阴交是必用的一个穴。

总之，临床常用三阴交治疗中焦消化系统的疾病、下焦泌尿系统的疾病以及妇科的疾病，甚至男科疾病也可以治。

临床体会

三阴交是足三阴经的交会穴。肝有疏泄作用，可以藏血、疏泄、调理气血。脾主统血，又具有运化功能，可以生化气血，为后天之本。肾藏精，主骨生髓生血，精血相生。所以说三阴交是治血大穴，一切血症，尤其是妇科的问题，如月经问题，或者妇科不孕等，和血有关的一切病证都可以用三阴交。

三阴交在临床可以补血虚，可以行血活血，还可以清血热，所以这个穴既可以补又可以泻。"既可以补又可以泻"是说这个穴在临床上，首先活血行血，然后在血气通利的情况下实现补虚泻实，对于阴血来说，在临床主要是"补"的作用，针灸是"以通为补"。

大家不要认为三阴交治疗血症，只是对妇科、对女性起作用，三阴交对男科疾病同样有非常重要的作用。因为足三阴经从足走腹，与任脉交会，会于一源三歧的地方，曲骨、中极、关元。任脉、督脉及冲脉是阴脉之海、阳脉之海等，尤其足太阴脾又是属于诸阴之母，任脉、督脉、冲脉所主的关键功能就是人体的生殖功能。同时阴部是宗筋所主，肝主筋，肾主生殖，脾是后天生化之源，主运化气血到全身各处，所以对于男性来说，不育、阳痿、阴器的一些疾病都是可以用三阴交穴治疗的。也就是说不论男女，生殖系统的疾病，或者说是下焦、下腹部的疾病，都可以用三阴交作为主穴治疗。

下焦、下腹部、生殖系统这些疾病就不具体讲了，因为包括的范围太广了，从全身来说，合谷据统计可以治疗百种以上的疾病，而三阴交也可以说几乎任何疾病都可以用它来治疗。

三阴交主血，治疗皮肤病要用和血有关的一些穴位，三阴交穴是一个主穴，临床里常用的配穴就是曲池，可以上用曲池下用三阴交，还有血海、内关以及膈俞，甚至说膈俞、肝俞、脾俞都可以作为配穴治疗皮肤方面的疾病，如荨麻疹。

三阴交和足三里是非常常用的一组配穴，因为三阴交是脾经本穴，是经气会聚之地，可以说是脾经经气最盛的地方，通过补三阴交可以补脾土之虚，同时足三里是胃经的合穴、下合穴。这两个穴一个是补，一个是泻，或者说一个是通，再配合一些其他的穴位，一起可以疏通脾胃经络，从而调和脾胃的气血。

三阴交还有一个非常强大的功能，治疗尿潴留、尿失禁等肾及膀胱气化失司的问题，可以用三阴交恢复正常的排尿功能，还可治疗尿潴留这一类的问题造成的浑身浮肿。一般来说，浮应该考虑肺的问题，肿应该是脾的问题。一个是气不降，一个是湿不运，可以用三阴交主之，但一定要有配穴，有肺俞、脾俞、太白、太渊。三阴交主治小便不利时的刺法是关键，一般在临床要双侧取穴，先做泻法，再做补法，再做泻法，然后再留针。

在临床三阴交也可以配阴陵泉，它们同时应用有叠加作用，起到健脾、化湿的作用。但是单论治疗水湿的主穴、要穴，阴陵泉的作用要比三阴交更大。阴陵泉是土中水，是脾土专门治疗水湿的要穴；三阴交是三阴统会，在临床主要是治疗阴血。

三阴交穴是三阴所会，一定可以滋阴（当然在临床用三阴交不只是滋阴）。滋阴可以养阴血，可以和神门相配，这又是非常常用的一组配合，三阴交配神门、复溜配阴郄都可以治疗失眠。它们的不同之处大家可以考虑一下。这也是显而易见的，在临床里经常用，一个是治疗心脾两虚，另外一个是治疗肾阴虚，阴虚火旺，心血不足。

三阴交有滋阴的作用，治疗阴精不足，如果患者既有阳气不振，又有阴精不足，阴阳两虚，可以取三阴交、关元或神阙，然后是百会，取之天、人、地的意思。这个时候，传统的用法应该是在三阴交和关元穴针上加灸，神阙穴是艾灸。在北美，诊室里不能够用艾灸，可以用针法，做手法代替。以前我给大家分享过的合谷穴的"三花聚焦"针法，也是取天、人、地的意思，可以和大的天、人、地相合。

三阴交是足三阴的交会穴，在临床里可以绝骨穴（悬钟）透三阴交。三阴交和绝骨穴都是在踝上3寸，一内一外、一阴一阳。三阴交会通足三阴；田和禄先生《〈黄帝内经〉三焦说探源》论述三焦有手三焦、足三焦的概念，足三焦就是在绝骨穴这个范围，属于足少阳胆经，我个人认为可以总络足三阳。也就是说，内部有一个三阴交，外部有一个绝骨穴，就像上肢有外关穴、内关穴一样，可以总络手三阳、手三阴。所以说三阴交和绝骨之间可以对刺，两面加一起首先可以解决局部的问题，局部的隐神经、胫神经、腓深神经三条神经都包括了。

石学敏院士最有名的醒脑开窍法，三阴交有一个刺法，就是刺激胫神经让患者有抽动。三阴交和悬钟互刺，刺激神经，主要治疗下肢的疾病。我个人主张在临床应该取三阴交（三阴交会）、绝骨穴（代表足三阳，就如同是足三阳的交会一样），治疗少腹、腹部、腰骶部，或者中焦、下焦的疾病，这样两个穴可以对刺。对刺也是一种放风筝，可以治疗患者腰腹部的问题，现在的说法就是髂腰肌的问题，腰痛引腹，就可以用这两个穴治疗，当然有可能加一些局部穴或者加一些手法相应地配合治疗。

再说合谷与三阴交，合谷是行气的第一要穴，三阴交是治血的第一要穴。大家都特别熟悉的是孕妇千万不能补合谷、泻三阴交。我们在上学的时候学习也是这么学的。我二十多年以前看过一篇文章，作者做过实验，观察补合谷、泻三阴交能不能真正地下胎。实验结果是每一个人都有明显的子宫收缩，但是没有一个人当时就下胎。当然现在做这种实验是不人道的。我在美国的这些年，从在学校的诊所开始，到我自己的诊所，也确实治了有不下十例怀孕生产过期，过一周过两周的都有，所有这些患者里边只有一例不效。

我记得起效最快的一个患者，是我治的第一例需要催产的患者，就是用补合谷、泻三阴交。那时，我在明尼苏达一个诊所工作，当时诊所里有一位整脊医生的太太，她是生第二胎，过了预产期两个星期了，还没有生，想去医院又不行，因为子宫还没开口，准备再等几天，还不生就准备催产了。正好我刚去这个诊所，就给她做了补合谷、泻三阴交。那是20年以前的事情了，当然那个时候对针灸的认识肯定也不如现在，就是按照书本上的要求，比较机械地去完成补合谷、泻三阴交，做捻转提插的时间长一些，前前后后大概做了不到十分钟。这个患者两个小时之后就去医院了，又过了两个小时在医院里顺利生产。当时我就觉得，真是太奇妙了！

补合谷、泻三阴交催产的机制是什么？其实很好理解，泻三阴交就是泻肝血，怀孕的时候子宫是需要有阴血护持住这个胞胎对不对？补合谷，是补气行气，就是说气在全身的运行会变得充足。因为子宫里的血，需要有气控制，帮助维持，如果把气抽走（补合谷），同时又泻血（泻三阴交），当然就容易造成下胎，这个道理是很好理解的。

后来又考虑，孕妇怀孕的时候，可不可以为了保胎，泻合谷、补三阴交？理论上是可以的，但是关键还是在手法。我是觉得如果你的手法掌握得很好，能够指哪打哪，是没有问题的。就如内关一样，既可以催吐，又可以止吐，既可以治疗心动过缓，又可以治疗心跳过速，可以双向调节，但是它对手法要求高。补合谷、泻三阴交，或者是说泻合谷、补三阴交，全靠手法。如果手法不熟练，建议还是不要用它。

关于三阴交，我再说一点我个人的理解。它是脾经的穴，脾我已经强调过无数次，土枢四象，一枢定四维。脾居人体之中，转运上下，可以称为枢纽，全身运转的一个中心，一个轴。三阴交穴是三阴所会，它也是一个轴，它是脾这个枢轴上面的一个轴，也就是轴中轴，运转三条阴经的气血。所以上述三阴交穴的这么多的功用，一定要记住一点，三阴交可以调三阴的气血，治疗一切血症，但是必须首先要打开它的上源，也就是它的上游，它的源头，是什么呢？就是脾、肾和肝。

这个源头怎么打开呢？在临床有初级的，也有高级的方法。

初级的方法就是在三阴经上找太冲、太溪、太白——"三太"穴，把"三太"穴——原穴，也就是脏气生发之地先打通，然后再去调三阴交。这就不一样了，比如说可以用"三太"穴，加上肾俞、肝俞、脾俞，再加三阴交，就形成了一个强大的组合。当然，你说腹部的穴位需要再组合吗？再组合可以！现在先不讲，等到把这一百个腧穴全部学完之后，自然而然就会在脑中形成一个立体的结构和影像，取穴配穴可以随手拈来。

那么高级一点的方法是什么呢？就是要把五输穴的概念学熟，把生克运化放进五输穴的概念里，就是比较高级一点的方法，但是现在有"三太"穴就足够了，"三太"穴加三阴交。

操作点睛

我个人认为刺法在腧穴的学习当中是重中之重。不管穴性掌握得多好，功用配合多好，如果在刺法上不过关，也会让疗效大打折扣。

三阴交有几种常用的刺法。

第一是直刺。患者仰卧位，可以做捻转提插。直刺进针 0.5 ～ 1.2 寸，患者胖一点可以到 1.5 寸，大概就是在这个范围内直刺，可以做捻转提插补泻。治疗内科病都可以用这个方法。

第二是向下斜刺。如果是治疗中风后遗症，或者下肢痹痛，为了刺激神经造成肢体的抽动跳动，针尖一般要斜刺，针身要紧贴胫骨内侧后缘，大约是成45°角，向后也就是跟腱方向斜刺，这个时候进针要进得深一点，一般来说1.5寸左右，做提插的雀啄法。往往扎到位之后，患者会有一种触电的感觉，向远端放射，同时患者的足踝有不自主的抽动，这就是要达到的目的。

第三种刺法，如果是治疗妇女的带下、不孕、月经病、下腹部疾病，男子不育等，针尖可以是斜向上，斜向小腹的方向做捻转提插，这时要缓慢地提插，可以匀速提插，也可以轻按重提，就是泻法，还可以先提插得气之后，再把针退到浅部做青龙摆尾法。当然如果做青龙摆尾，往往局部要配合做手法，比如说放风筝。

大家如果想往细里钻研，或者是想往细处考察，就可以查一查相关的文献。我个人认为，学习三阴交穴，记住"三阴所会"这个主线路，就能够以不变应万变。主线路出来之后，往里套入就可以，治疗什么病都可以用。

足太阴脾经

思　考

1. 三阴交的命名让你想到了什么？为什么说循经揣穴法取三阴交往往在临床中显得更为重要？

2. 三阴交穴的功能要点是什么？"治血之要穴""妇科理血之要穴""中下焦疾病的首选穴"给你怎样的想象空间？

3. 三阴交穴"既可补又可泻"的真正含义是什么？在何种情况下才可"补虚泻实"？你怎样理解针灸的"以通为补"？

4. 三阴交穴治疗皮肤病、胃腑病、尿潴留、尿失禁、浮肿、失眠一般应该如何配穴？

5. 三阴交穴与绝骨穴对刺行风筝针法有何重要意义？

6. 三阴交配合谷治疗过期妊娠的特殊补泻手法是什么？孕妇为什么切不可补合谷泻三阴交？

7. 三阴交与关元、百会相配治疗阴阳两虚证的深刻内涵是什么?

8. 三阴交穴调畅三阴经气血的前提是什么? 为什么说先针"三太穴"是至关重要的? 初级的调畅三阴经的配穴组合是什么?

9. 三阴交穴的常规刺法是什么? 应用三阴交穴治小便不利时的刺法有什么特殊要求?

10. 在治疗中风后遗症或下肢痹痛等若要引发下肢抽动或跳动, 针刺的特殊手法是什么?

11. 三阴交穴行泻法治疗妇人月经病、带下病、不孕症及男子不育, 针尖的方向有何要求? 在刺法上有何特殊?

12. 男科疾病亦可受益于三阴交穴, 其背后的机理是什么?

第三十一讲　地机穴（SP8）

定位取穴

地机穴的定位在阴陵泉下 3 寸，阴陵泉穴下四横指就可以找到这个穴。但是实际上在临床里，不需要特别精确的定位，因为这个穴一定是需要揣穴而定。

功效主治

地机穴，出自《针灸甲乙经》，关于它的释名有很多种。人身分为上中下三部，从足到脐这部分定为地部。它是足太阴的郄穴，足太阴气血深聚之处，就叫作地机。地，是万物之主，元气所生之地，可以应脾，脾居于中，为坤母。脾居中可以枢象四维，就是说脾经脾脏气血的充盈流畅可以帮助大地化生万物。机者，灵动也，或者机者要也，是枢机、要点。那么是什么枢机？什么要点呢？可以说是脾经之精气运转之机要。因为它临近于膝关节，也有人会把这个穴作为膝关节的运转之机要。从名字上去理解何为"地"、何为"机"这个点，由它可以引申出对地机穴更深一个层次的理解，更容易去理解怎样在临床中应用地机穴。

临床中地机穴的功用可以归纳为疏通经络、理血调经；因为它是脾经上的穴，也可以健脾渗湿等。但实际上我们会在脾经上找到其他更加有功效的穴去代替地机，所以这不是我们要讲的重点。

临床体会

疏通经络，治疗经脉所过的病证。经脉所过的病证是什么呢？如果患者有腰痛不可俯仰，还有所谓的阴股内廉疼痛可以用地机穴。

腰痛不可俯仰大家第一个印象就是《针灸甲乙经》的手三里穴，这个穴是我治疗急性腰痛的首选穴，往往比"刘氏头针"在头上找点效果还快。腰痛不可俯仰，从现代医学讲，患者如果是髂腰肌的损伤，我就会用手三里这个穴。患者有这种情况，选穴时上面可以选手三里，下面可以再找地机穴。也就是说在临床当中，可能扎手三里就可以解决问题了；如果扎手三里不能解决问题的时候，只需要在左右地机揣穴，哪边酸痛更加明显，就取地机穴做针刺；如果还是不能解决，下一个穴就是绝骨穴。至于阴股内廉疼痛，当患者有腿的内侧，不管是大腿还是小腿的内侧疼痛不适，痛引腹股沟，就可以取地机穴或者是地机上下，揣穴做针刺和松解。

地机穴对于月经不调，尤其是对于痛经来说，有非常显著的疗效，在临床里大家已很熟悉了。大概展开讲一下，地机是郄穴，"郄即孔隙意，气血深藏聚"，郄穴善于治疗急症、痛症，阴经的郄穴善于治疗血证，阳经的郄穴善于治疗痛症。地机穴是属于脾经，脾为统血之脏，如果脾不统血，就会出现血不归经，如月经过多、便血、崩漏、尿血、紫癜等；如果气滞血瘀就会造成癥瘕积聚，比如说由此而造成的痛经、子宫肌瘤等都可以用地机穴治疗。临床上，地机穴治疗气滞血瘀造成月经的问题、痛经的问题等这一类的病证，效果会更好。地机穴以泻法为主，以疏通为主。

举例来说，临床中子宫肌瘤是妇科的一个常见病，可以用太冲、三阴交，局部的子宫穴、中极、血海等配合治疗，亦可在局部围刺。脾经经气从地机开始深入，下一个穴就是阴陵泉，在五输穴的气血流注里面（当然这个穴不属于五输穴），气血由小变大，越走经血越充盛，越走越深。地机穴，恰恰就是关口、机要、枢纽。所以凡是有气血不通，经络阻滞，气滞血瘀这一类疾病，在地机穴周围会找到反应点。子宫肌瘤的患者，地机穴可以触摸到结节、条索状的压痛反应点，按压的时候，反应非常灵敏。反应灵敏是什么意思呢？就是说这里是气血积聚的地方，或者说是邪气所客之处，在治疗气滞血瘀这类问题的时候，在地机穴找到结节、条索状之物，做松解或者做泻法是极其关键的，只有把阻滞打通打开，脾经的气血才可以流通无阻。治疗子宫肌瘤，除了传统的治法，地机穴也是非常关键的。同理，当治疗由于气血阻滞造成的月经不正常或者是有经闭的问题，甚至崩漏等，地机穴可以作为临床中重要的选穴之一，常常又可以结合气穴，如开四关，加其他活血的穴位如三阴交、血海，一起配合疏解瘀滞。

因为地机穴是气血疏通的机要，在用这个穴的时候，往往要加上脾经的开通的穴位，或者行气的穴位，目的就是行气活血。虽然脾经的三阴交、血海可以达到这种目的，但是，地机是气血通过的机要关卡，是非常重要的，只有把这里打开才能够保证其他穴发挥正常的作用。

地机穴可治疗水液代谢失常的疾病，比如小便不利、小便失禁，或者全身水肿等。治疗这些疾病的时候，当然要考虑到肺、肾、膀胱、三焦，甚至说大小肠等，就要注意到地机穴，道理和治血是一样的，是通过疏利脾之气机见效。在治疗这一类水液代谢的疾病的时候，地机有可能会起到一个奇兵的作用。

地机的临床应用只需要记住这几个比较重要的方面就可以。

操作点睛

在临床，怎样刺这个穴？地机穴是比较安全的一个穴，深处有胫神经，一般针刺0.3～1.5寸。在定位的时候需要向胫骨内侧缘靠近，在胫骨内侧缘后际和相邻肌肉，就是腓肠肌和比目鱼肌附近，较容易找到结节点。临床主要在胫骨内侧缘附近做推、挤、揉、按，找到酸痛的结节点去松解就好。

除了推按找到结节点，既然地机的"机"是机要，是运转之枢机，我们就可以让患者做自主的运动，帮助疏通。怎样去做？让患者仰卧，首先揣穴，假如发现了筋结点，或者说结节，用拇指吸定这个地方——我不说这个穴，而是说地机穴附近，因为它可能是一小片区域——用拇指吸定它，同时让患者做脚踝的屈曲背伸，以及脚踝的顺时针或者是逆时针的旋转。速度不要太快，要匀速。大家可以自己去试一试，这个时候可以带动肌肉旋转，同时就可以疏通地机这个机要转枢之机，它的疏通功用就会加大，就像放大器一样帮助疏通气机。

综上，在做针刺之前先揣穴找到这个地方，然后让患者做一做脚踝的运动，然后再去做针刺。第一患者容易接受，第二常可以立时取效。举例来说，用地机去治疗痛经，用我说的这种方法疗效往往是可以立竿见影的。

思　考

1. 地机穴的命名中"地"和"机"分别有怎样深刻的含义？何言地机穴不仅对脾之经气的运转意义重大，同时也与膝关节的活动密切相关？

2. 临床中如何定位地机穴更加合理？地机穴的主要临床功效是什么？

3. 地机穴如何配穴治疗"腰痛不可俯仰"？地机穴治疗"阴股内廉疼痛"时应如何揣穴及治疗？

4. 地机穴在临床中更善治气滞血瘀型的月经失调、痛经肌瘤、癥瘕积聚等，如何在地机穴处寻找反应点？治疗的关键是什么？

5. 作为脾经郄穴的地机穴最善治哪几种类型的血证？

6. 临床中用地机穴去治疗气血瘀滞型疾病时应配合哪些常用的气穴？

7. 何言地机穴临床中主要以疏通为主，以泻法为主？

8. 如何理解地机穴在脾经中的机要和关口作用？临床如何揣穴探查？

9. 地机穴参与治疗水液代谢失常引发的水肿、小便不利的机理和关键是什么？

10. 地机穴的刺法有何特殊？地机穴治疗痛经立竿见影的特殊联动手法是什么？

第三十二讲　阴陵泉穴（SP9）

定位取穴

阴陵泉在胫骨内侧髁起点凹陷处，和阳陵泉相对。但实际找阴陵泉没这么简单，要从胫骨内侧缘往上推，沿着胫骨内侧去找，胫骨内侧髁往上走，向膝内侧、腘窝内侧画一个圆，找到最凹陷的地方才是阴陵泉穴。不只是阴陵泉，其他如漏谷、地机也是类似这么找。揣穴时一定要揣摩，在针灸的治疗中揣穴、触诊是非常重要的，不只是要定位，在治疗中也会讲一下为什么阴陵泉的揣穴很重要。

功效主治

阴陵泉，顾名思义，为内侧山头下面的阴水之处。

《灵枢·九针十二原》记载："疾高而内者，取之阴之陵泉。"意思是病位在上，属五脏之病，要取阴陵泉。我个人不是特别认同，我认为在临床中这个穴的功效要记住几点：一个是远端作用，一个是近端作用，把远端和近端放一起，实际上就是健脾、利水、通利关节。阴陵泉的治疗就涉及这几个部分。

阴陵泉是临床非常重要的一个穴。膝关节周围，正经上有九个穴，都非常重要，我们比较熟悉的有血海、委中、足三里、阴陵泉、阳陵泉。阴陵泉为什么重要呢？因为它与脾有关系，刚讲过的治疗远端或者说健脾利水都与脾关系密切，不只是因为阴陵泉在脾经上，脾经上的几个穴都非常重要的。"隐白先从内侧起，大都、太白继公孙"，隐白、太白、公孙、三阴交等每个都非常重要。

回到阴陵泉，顾名思义，内侧，在山下面，阴水寒、水湿的地方就是这个穴，属于脾经的合穴。在人体的五脏肝心脾肺肾里面，脾脏的重要性大家都知道了。脾经属土，本身就是阴中之阴，坤母。阴陵泉是脾经的合穴，属水，是阴中之阴的穴。三焦是气和水液的通道，用阴陵泉时，一定要结合三焦的概念。阴中之阴的阴陵泉是非常重要的：其一，合穴是五输穴经气往深处走的地方；其二，是阴中之阴的穴，和脾有关系。

在临床中要重视以下几点：①脾不治水，是脾的运化问题，主要指中焦的问题。②脾虚生湿，除了运化，主要是脾阳虚的问题。脾胃位于中焦，中央戊己土，是气机升降的枢纽。调理人体气机时有很多方面，其中一个方面就是气机升降是五脏六腑共同维持的，在脏腑的气机升降里，脾胃是极其重要的，它是一个枢纽。肝、心、肺、肾四维的升降浮沉全部有赖于脾胃中气的正常健运升降，而阴陵泉是合穴，是经气往深处走的地方，所以它和脾的气机升降有非常紧密的关系。

临床体会

在临床中，凡是和水湿有关系的疾病，都可以想到用阴陵泉去治疗，但是治疗范围又有所不同。在治疗与水湿、痰湿有关的疾病时，与肺、肾有关系，与肝的气机调节也有关系，与心火温煦都有关系，脾是其他四脏的中枢。

谈到气机升降、治疗水湿的问题等也就是枢纽问题，一定躲不开三焦。上焦出现问题不仅仅是局限于心肺，甚至也包括患者有头痛、眩晕这一类的症状。下焦自然与肾虚有关，既然是水寒，与肾虚有关，一定要用关元穴。如果脾虚生湿、湿聚成痰，痰湿之邪上扰清窍，可以用阴陵泉、丰隆穴，一定记住还有百会穴可以用。

如果是涉及上焦心肺，可用心俞、肺俞，加阴陵泉，甚至加上关元穴，气滞可以加膻中穴或中府穴。如果水湿问题与中焦有关，要注意中焦脾胃一个升，一个降。中焦取中脘穴，这个穴可针、可灸，可以用手法。

需要注意的是全身有很多穴都可以治疗水湿，用得比较多的有水分、水道、中极和阴陵泉。古籍记载腹部有水肿时用水分穴，我自己在临床中应用不只是这样，治疗水湿，阴陵泉可治疗全身的水湿，但以下半身为主，水分以腹部为主。上半身以风水、阳水为主的用风池、肺俞、风府为主加百会。我个人认为阴陵泉在全身水湿时都可以用，当然以治疗下肢水肿效果更为明显。右边要加曲池、足三里，左边可以用补的方法，右边用泻法。如果下焦有水湿积聚，要用水道或中极，单用关元是不够的。

总结一下，上焦不说了。中焦要注意脾升胃降，治疗因脾失健运造成的水湿问题，可以取阳池穴或支沟穴，左右为阴阳之道路，一般来说取左边的支沟或阳池、太白，加中脘穴；如果要交通天地，加上天枢穴。这个配穴是一个比较经典的方法。如果患者有脾虚胃实，要把太白换成公孙穴。

如果下焦湿热、水湿停聚等，可用太溪穴、阴陵泉、水道穴，不是单纯扎水道穴，而是用秩边透水道，患者侧卧，不用留针；中极穴，一定要用强通法，1.5寸针，斜刺，针尖向下，向下阴部，做雀啄法，让患者有感传，一直到下阴部；关元穴，可以做补法，这时候也可以用灸法。

阴陵泉治疗水湿，可以健脾、利水、通利关节。关于健脾，我的观点和很多先贤的观点不一样，我不认为单纯补阴陵泉穴才能健脾，个人认为阴陵泉穴要以通为补。若要健脾，一定要结合其他脏腑经络的穴，去完成这个目标。如果单纯在阴陵泉做补法，反而有留邪的隐患。

操作点睛

阴陵泉要怎样去扎才能实现健脾、利水、通利关节？阴陵泉的局部解剖很简单，皮肤、皮下组织、腓肠肌的内侧头，神经有隐神经、胫神肌支。如果不是向外向后扎得太深，不会触及血管，但有可能刺激到隐神经。

阴陵泉，阴之陵泉，在山陵下背光的地方，水比较深，像寒水潭一样的地方。根据脾不制水、脾虚生湿和需要通利关节这三点，就明确了阴陵泉应该怎么扎。除了前面讲的阴陵泉配合三焦，还可以在患者有脾虚或土不制水的情况下，说明寒气已经很重，可以在阴陵泉做烧山火。如果是虚实交杂，有脾虚水湿停聚的情况，一般都是虚实交杂，可以做复合的手法，如阳中隐阴。

如果患者有脾虚并造成水肿，有阴水，患者下肢、双足部，尤其是踝部肿胀很厉害，检查水肿时在胫骨前嵴按压有凹陷，且凹陷按之不起，不考虑西医诊断，考虑为下肢水肿，气虚水滞、水湿停聚，首先要祛湿、祛水邪，也可以双管齐下。双管齐下的意思是什么呢？患者有水邪，水邪为寒为阴邪，这种病证一般都要补阳，这就是为什么在整个治疗过程中要灸关元或补关元，二是考虑三焦的概念，就是上焦、中焦、下焦和不同的穴。这就是为什么三焦在治疗水湿过程中很重要。患者的下肢有这种情况，具体要用什么手法去做呢？有一个非常著名的手法，但大家可能都不太用，叫"子午捣臼"法。从名字就知道了，子午，就是一阴一阳、一上一下的意思，就像捣蒜一样。

这个手法是《金针赋》首先提到的，后世有不同的讲述。这个手法不管如何描述，最著名的是用于治疗湿气、水肿这方面的疾病，有导引阴阳之气的作用。这个手法为什么著名呢？它也是分三才，以频繁的捻转提插为主，所谓"针转千遭，其病自消"就是指这个手法。《针灸大成》里讲过"九入六出"，但后世对"九入六出"的理解又不同，可以在三才的每一层下针的时候用补法，即重插轻提，每一层走九次，回来时把三层变成二层，分别走六次。后世医家把这个手法演化发展了，治疗中还是分三层，在第一层行九九八十一，至阳之数，第二层还是八十一，第三层仍是八十一，退针时分两层，每一层是八八六十四，用泻法，即重提轻插。也可以配合捻转补泻，我个人感觉捻转已经不重要了，捻转的作用也是调和阴阳，而从"子午捣臼"名字来看最主要的就是提和插。大家算一下，完成这个步骤就是371次，把这个过程重复3次，总共1113次，就真正达到了提插千次以上。大家可能觉得这个手法不可信，在一个穴位上提插或捻转上千次，这有点不可能，一般都不用这个手法。但它确确实实是最好的治疗水湿疾病的一种手法，而且阴陵泉是治湿第一要穴，也很安全，可以做这种手法。

给大家举个例子，我在美国大学里教中医时，学校有临床带教课，从学校的附属诊所找患者到教室做教学模特，我给大家做演示如何检查诊断治疗患者。一次来了一个双下肢浮肿很厉害的患者，鞋子只能像穿拖鞋一样踏着。当时取了阴陵泉和丰隆，还配了一些其他的穴。扎这两个穴给大家演示，我当然没有做1113次，实际上是进针时分三层各做了9次，然后退针时两层，各做了6次，再重复了一遍。记得当时是下午1点到3点上课，5点多的时候诊所前台打电话找我，说这个患者要约我看病，说下午治疗后回家待2小时，发现原来穿不上的鞋现在能穿上了，就是消肿消得非常快。

古代先贤们的很多针刺手法，如果只是看字面意思，可能觉得没法理解，或者认为不合理就不去做了。我建议大家在临床中都做一遍，在临床好好地下下功夫，有可能会发现很多意想不到的宝藏。

烧山火和子午捣臼这两种手法可以治疗内科疾病，阴陵泉也可以做通利关节的手法。《金针赋》里"飞经走气"，通利关节有四个非常著名的手法，可以在这个地方做。当经络有瘀滞时，这个手法可以让经气容易过关节，因为关节的地方经气不容易通过。但是我个人认为，在脾经的治疗，飞经走气的手法实际上并不是做得很多，而是在阳经，在患者的足少阳、足太阳和足阳明做"飞经走气"的手法比较多，在阴经上除了治疗内科疾病的手法，在局部做烧山火也可以起到活络、通利的效果，也有比较著名的局部的松解手法。

阴陵泉做通利关节，一个是在局部有痹痛，用传统的手法。因为我说过了这里经气走深，深水寒。在深水寒的地方，做通利的手法，传统的手法我并没有觉得很好用。应该怎么扎呢？患者有膝关节疼痛、老寒腿这一类的疾病，可以用灸法、热疗，寒的病我们要热治。如何用通利的刺法扎阴陵泉呢？

如何判断阴陵泉是用纯粹泻法还是用复合（补中带泻）手法？有一个判断的标准就是在局部揣穴，揣穴触诊时这个穴按之比较柔软，可以放心大胆地用补法；如果按之有弹手的感觉，应该用泻法。

要先刺浅层，阴陵泉应该直刺，但在临床中可以以阴陵泉为中心，向周围几个方向做平刺或斜刺，先松解一下，这是第一步。因为阴陵泉是深水潭，要想往水底走，就要一点点来，就像先给打个窝儿一样。第一步先松解，有利于把经气，或有利于把天部的阳气往下带。不管是局部松解、通利也好，或者是为了做补泻手法也好，第一步在触诊的时候先揉一揉，或者以阴陵泉为中心向四周散刺。第二步，可以用 1.5 寸的针，往人部或地部走。离胫骨内髁越近，患者的感受越强烈。

如果患者有长期的风寒痹痛，传统手法的效果不好，可以先通再温，先通的概念是用 3 寸的针沿着胫骨内侧髁针刺。我们知道有 3 寸针阳陵泉透阴陵泉的手法，实际上可以反透，反透要离内侧髁远一点，往后下方走。在松透的时候涉及比较大的面，已经对经穴的定位不是那么严格。

当患者有腓肠肌，甚至有足跟、踝部等方面的疾患，可以在阴陵泉的周围找应力比较大的点去松解，边松解边让患者活动，伸屈踝关节。

思　考

1. 阴陵泉的命名有何深刻内涵？此穴在取法上有何特殊要注意的？

2. 阴陵泉的主要临床功效是什么？可归纳为哪几部分？

3. 何言阴陵泉"阴中之阴"的穴位特性与三焦气及水液通路的关系

密切？

4.阴陵泉作为五输穴中的合穴的意义是什么？它与脾气的升降出入有何关系？

5.阴陵泉在临床治疗水湿或痰湿中发挥了重要的作用，此与脾的枢纽作用有怎样的关系？

6.阴陵泉在临床中治疗水湿为患时的作用与全身其他治疗水湿的穴位相比有何特殊性？阴陵泉在治疗全身水湿为患时的配穴分别是什么？

7.下焦湿热或水湿停聚的配穴是什么？如何实施腹背部穴位的透法及腹部诸穴的强通法？

8.临床中用阴陵泉健脾治湿要"以通为补"的意义何在？

9.临床中治湿邪为患，阴陵泉在何种情况下应分别行"烧山火""阳中隐阴"及"子午捣臼"手法？

10.《金针赋》中言及的"子午捣臼"复式补泻手法是为何而设的？它的作用是什么？如何理解"针转千遭，其病自消"？

11.《金针赋》中著名的飞经走气四法指什么？为何此四法可以"过关过节催运气"？

12.阴陵泉的刺法中需牢记的原则及具体手法分别是什么？阴陵泉实施纯粹泻法或补中带泻的复合手法的判断标准是什么？

13.应用阴陵泉穴的关键点有哪些？临床中可以用怎样比较简单的替代手法？

第三十三讲　血海穴（SP10）

定位取穴

血海穴，屈膝取穴，在髌骨内上缘 2 寸。临床取这个穴，一般是仰卧位，在膝关节下面垫一个薄枕。我在学校教美国学生的时候，他们经常犯的一个错误是：一定要屈膝 90°取这个穴。但是实际上，屈膝 90°和在膝关节底下垫一个薄枕，两种情况下取穴的位置差异很大。即使是用手掌按在患者膝盖上面，掌心对准髌骨，拇指向着患者的膝内侧，拇指尖下所到之处就是血海穴，用这种方法取穴也是一样，要注意找到一个合适的体位。大家自己掌握这个度，在屈膝时取穴和把膝关节近似放平取穴，股内侧肌的紧张程度是不一样的。对于针灸医生来说，针刺的时候要在肌肉弛张有度的情况下取穴，一般情况屈膝 30°左右即可。

功效主治

血海，顾名思义，一定是治血的要穴。妇科病以治血为主，所以这个穴一定是妇科常用穴。穴名血海，因为它是足太阴脉气所发，气血归聚之意。它还有一个名字叫"百虫窝"，因为这个穴能治疗血分证或因为湿气所注造成的皮肤瘙痒。

这个穴叫血海，冲脉也叫血海，这两个血海是两个完全不同的意思。所以大家要搞清楚，虽然冲脉也是与妇科有极大的关系，但是它们的治疗作用还是很不一样的，那是一个脉，这是一个穴。

血海穴有很好的活血、凉血、止血调经的作用，同时还可以疏风祛湿。不论由内伤还是外感等原因造成的五脏功能失常，导致的血行障碍，比如瘀血、血热妄行、阴血不足等病理变化，都可以由血海穴治疗。所以说，各种与血有关的妇科病，如痛经、闭经、功能性子宫出血等，都可以用血海穴治疗。同时这个穴肯定有局部的治疗作用，足太阴的经筋病，股内侧疼痛、膝关节疼痛，都可以用血海穴。综上，血海穴的功用以泻实、活血化瘀为主，这是它的重点。

临床体会

妇科病一般是冲任不调，气血为病。血海穴，在有的古籍及教科书记载有"养血调血"的作用，但是在临床中，血海穴更多的是治疗实性的病证。血海穴最主要的是治疗血瘀、血热，以泻实为主，而对于血虚造成的病证没有直接的治疗作用，当然对于阴血不足造成的闭阻不通，它还是有活血的作用的。在临床中，一般血海配三阴交、气海和四关一起治疗。

如果是湿热内蕴或血燥生风造成的皮肤方面的疾病，如湿疹、瘙痒、风疹等病证可以血海为主穴治疗。常用血海配曲池，当然也可以配风池、风门、膈俞、足三里等穴，取"治风先治血，血行风自灭"之意。

在临床里，还要注意血海、三阴交、膈俞以及足三里这几个穴在治血方面各自的不同。三阴交，是肝脾肾足三阴经的枢纽，主要是治疗下焦小腹的病变；血海穴活血作用以泻为主，尤其是治疗下半身的血证；膈俞则是偏于补，偏于治疗慢性的和血有关的疾病；足三里是一个气血双通双补的穴位。临床中上述穴位的手法很重要。

操作点睛

血海穴的针刺方法，首先要注意押手。《标幽赋》记载"左手重而多按，欲令气散"，此处押手为候气之法。在针刺血海穴之前要先做揣穴，先不要说有多重，多按是肯定的，并不一定说是要候气，揣穴是为了找点，找波动感。

怎么做呢？把手放在患者的髌骨上，然后用拇指在血海的上下左右先由轻到重地揣按，用拇指做脉冲式快速地点压，"哒哒哒"这种点压，在指下找到这种脉冲的感觉，也就是患者的血海穴的穴气对你的手指的反冲，或者是和你的手指按压有一种搭上劲儿，接轨的感觉，这就是要找的点。一是找到了这个点，知道位置在哪儿，二是知道大概的层次在哪里。有了这个概念之后，下针时就可以心中有数，"刺之要，气至而有效"，得气就很容易做到了。

有同学说这种方法我做不好，以后面授教学时给大家做演示。我觉得我描述得已经很清楚了，如果还是不会，就只能是当面手把手教你。如果你说我以后不上面授，那就换另一种方法。

另一种方法是什么呢？就是"弹而弩之"，使血气充盈。《灵枢·邪气脏腑病形》强调"刺此者，必中气穴，无中肉节"，《素问·离合真邪论》认为刺之前"必先扪而循之，切而散之，推而按之，弹而怒之，爪而下之"。"弹而怒之"就是用弹法，找到血海穴的位置，弹到皮肤发红，这个时候就是血气充盈，或者是脉气满也。在这个时候针刺就容易取到得气的效果。如果你"弹而怒之"也不想做，那就用梅花针敲，把皮肤敲红，甚至有点点滴滴的渗血，因为这个手法本来就有活血祛瘀的作用，拿梅花针敲敲也好用。当然这里用梅花针叩刺会比较痛，这一点大家要注意。

准备手法做完了，下面讲最常用的毫针刺法。要根据用血海穴治疗的是什么疾病来决定用什么方法。

假如说治疗膝关节疼痛，治疗经筋病，可以配合用风筝针法。就是阴陵泉和足三里，梁丘和血海，大概是属于膝关节的四隅位，扎到了得气的层次后做捻转，要两两相应，就是放风筝，斜着交叉对应，X型。做到什么程度呢？差不多一对穴（斜着算是一对穴）做半分钟到一分钟就可以了，这是一个小范围的放风筝。有人问这个地方需要扎跳（让肌肉跳动）吗？血海穴是一个非常典型的能够让肌肉跳动的穴，但是让它跳动要注意肌张力。如果有不及，可以试图让肌肉跳动；如果肌张力过高，也就是太过，就要缓缓地做一些行针手法，要徐而消之，就不要引起肌肉跳动，以免适得其反。

治疗皮肤病，假如患者有湿疹，尤其是在膝关节，在髌骨和肘后，患者往往有一大片皮损把关节面都给覆盖了，这个时候血海又是一个很好的穴。这种皮损，你说我不会手法怎么办？这种患者，到目前为止我们观察到的张力牵引针真是比传统针法的疗效要好。

如果做传统针法，血海穴就有一个特定的扎法，这就和前面说的治疗经筋病不一样了。这时候需要在血海穴的浅层和中层反复地做提插，做多长时间呢？看你自己和患者的情况，就是反复地做提插。实际上不仅是在血海，可以围绕着皮损的区域周围反复地这样做。单纯地围刺绝对不如这种办法好，这种反复的提插实际上就是调营卫。湿疹就是营卫的问题，所以我们需要用针反复去让营卫交合。这是我个人在临床上比较有心得的一个手法，今天也贡献给大家了。

治疗妇科病，尤其是月经病，用传统的补泻手法就可以了。因为血海穴是以治疗实证为主，所以主要是以泻法为主。

思　考

1. 血海穴名的真正含义是什么？作为穴名的血海与"冲为血海"的概念有何不同？

2. 血海穴如何正确取穴？如何体会针刺血海穴时要在局部弛张有度的情况下去取穴？

3. 血海穴的临床治疗范围包括什么？血海穴的局部治疗作用通常指什么？

4. 临床中常用的血海配三阴交、气海、四关主要针对何种病证而设？

5. 如何理解"血海穴对于血虚所造成的病证没有直接的治疗作用"？

6. 临床中血海穴分别如何配穴去治疗湿热内蕴和血燥生风所造成的皮肤疾患？如何体现"治风先治血，血行风自灭"？

7. 血海、三阴交、膈俞、足三里四穴在治疗血证时各有何特点？

8. 如何体会揣穴血海时血气对术者手指的反冲？有何特殊意义？

9. 临床中哪几种方法有助于准确地取血海穴且针刺得气？

10. 如何在血海四隅位放风筝去治疗膝关节疼痛？配穴为何？

11. 临床中决定是否在血海穴扎跳的重要因素是什么？如何操作？

12. 刘伟教授治疗膝肘部湿疹的秘诀是什么？机理是什么？

第三十四讲 大包穴（SP21）

定位取穴

大包穴，在腋中线的第 6 肋间隙处。患者侧卧自然举臂，在第 6 肋间隙的腋中线上取穴。但是对于很多人来讲，第 6 肋间隙不是很好摸，而且很多时候需要坐位去摸这个穴。有一个简单的方法，肩胛下角差不多就是胸 7 的位置，让患者挺胸收腹抬头，双手交叉在枕后，侧面肋间隙就打开暴露，这时在平肩胛下角平行向前，向腋中线划线，大约就是第 6 肋间隙。

功效主治

大包是"脾之大络"，《类经图翼》记载"总统阴阳诸经"。由脾灌溉五脏四肢，因为脾是后天气血生化之源，主肌肉四肢。这个穴有"脾之大络"之名，就是说它是一个非常重要的穴，可以治疗全身性的疾病。

脾之大络最重要的作用就是统调诸络。人身有十五络，实际上是十六络，还有一个胃之络"虚里"，虚里就是乳根，现在一般就是讲十五络。脾之大络可以网络诸经，《灵枢·经脉》记载："实则身尽痛，虚则百节尽皆纵。"它指出了脾之大络大包穴，除了有一个通治的作用，比如局部的治疗肺系疾病，如胸胁痛、咳嗽气喘，它还有一个特殊的作用，就是可以治疗全身的疼痛、四肢的乏力。

大包穴，首先要理解它是一个大络，统领其他的络穴，它更主要的作用是调节通道，它的治疗作用是通过调节通道的作用而完成的。一般的络穴，是表里经的一个通道，既有治疗作用，又有诊断意义。所以说大包穴，在临床当中可以根据它所在的局部，有没有酸痛点，有没有筋结，有没有色泽的变化，比如络脉凸显、瘀滞等，可以通过这些表现进行诊断。诊断患者络脉的通道是否通畅，脾经脾脏是否真正能够把能量输送到四肢，起到脾主四肢的作用，这点很重要。临床上大包穴可以主治纤维肌痛症以及治疗胁肋部、肺系病证。

临床体会

纤维肌痛症，这个病是有争议的，很多医生认为它是一个症候群，并不是一个疾病，因为原因不明。美国风湿病协会把这个病定义成一组症候群，诊断标准首先患者有全身弥漫性的疼痛超过至少三个月。当然现在也有争议，有一种说法是持续性弥漫性疼痛一个月也可以诊断。全身各处有 18 个压痛点，大约用 4 千克的压力做指压的时候，至少有 11 个点疼痛。在临床中，虽然有 18 个压痛点，这种弥漫性的疼痛，很难界定一个确切点，准确来说它就是无数个小的区域。

同时患者还会有情绪的问题，可能会有抑郁症，伴有非常差的睡眠。特别容易疲劳，比如说看一会儿书就觉得全身哪都不舒服了，就看不下去。睡眠质量极差，难入睡，或者是非常容易醒，同时可以伴有记忆力下降。

关于纤维肌痛症，大家可以自己找资料看看，网上有很多这方面的信息，我个人认为类似于国内的"亚健康状态"。从中医讲，这个病主要是在足三阳经和足三阴经所涉及的部位。18 个疼痛点，大部分都在患者的颈肩腰背部，而且这种患者一般都比较敏感，虽然诊断标准是用 4 千克的压力，实际上一碰患者就会感觉这疼那疼，用不到 4 千克，就会有反应。

临床治疗，可以按照传统的中医辨证，诊断为痹证。《素问·痹论》

记载："风寒湿三气杂至，合而为痹也。"这种患者往往会有气血虚弱的问题，中医的辨证可能有气血虚弱、肝脾两虚、肝肾两虚、气滞血瘀、肝气郁结等。治疗就根据患者气血虚弱所致的慢性疲劳、睡眠等问题辨证治疗，比如心肾不交、肝气郁结等，还需要治神。但是这种患者，因为比较敏感，尽管身上有很多筋结或者很大的一片区域的阳性反应，很难在局部找到一个确定的阳性点，也是因为比较敏感，很难用常规的松解手法做治疗。

我来美国之后，接触了很多这类患者，常规的治疗效果不好，通过翻书找资料，在临床不断探索，逐渐改进自己的治疗，最后发现一个非常有用的穴，就是脾之大络——大包穴，在大包穴刺络拔罐。患者虽然比较敏感，但做刺络拔罐时，罐子拔的时间长一点，都没有问题，但是治疗前要和患者沟通好。因为罐子拔的时间长了，可能会起水疱。国外行医一定要注意安全，一定提前沟通好，可以先让患者签字。

大包穴是主穴，可以刺络拔罐，还可以在肺俞、膈俞、脾俞、至阳、大椎、肩井等穴做拔罐，而且留罐时间都可以长一点。

大包穴位于胁肋部，有局部治疗的作用。它可以治疗胁肋部，肋骨及前锯肌（因为和呼吸有关）的问题，也就是肺系的问题，再引申也可以治疗远端其他的问题。

首先讲局部取穴，举例来说，患者胸胁部的气机不畅，气喘、咳嗽，或者患者感觉一喘气就痛等这类疾病，大包又是一个很好的穴位。它是脾之大络，总统阴阳诸经，由脾灌溉五脏四肢，所以大包穴是一个很好的疏通气机的穴位。可以用大包穴配支沟、阳陵泉，治疗和肝胆有关的胁肋部气机的问题；也可以配郄门或者内关加足三里、大包，治疗和消化、脾胃有关的气机阻滞的问题。

大包穴在腋中线第6肋间隙，一定与呼吸有密切关系。这两年，到处都是私人教练，有以呼吸为很大卖点的瑜伽、普拉提等各种私教。但实际上所有这些训练大多数就是围绕着胸廓周围的肌肉进行的呼吸训练，包括膈肌训练、腹式呼吸、胸式呼吸、印度瑜伽神秘呼吸法等，实际上呼吸就是古人的导引吐纳。

古人已经讲得很清楚，所谓"形正则气顺，神宁则力圆"，对于中医人来讲，呼吸导引是一定要掌握的，尤其是对针灸和推拿医生，是一定要掌握的一项技能。不管是自己练功，还是教患者，都是极其重要的，往往可以让治疗达到事半功倍的效果。以前讲"龙虎交战"也提到过，吸气提踵法，就是呼吸的时候，要求一口真气要一呼就一定要到脚后跟，然后一吸要从脚后跟再发起来，还有要提前后阴等，然后一吸真气要由玉枕关入脑。这种呼吸法是沟通奇经八脉和十二经的。现在大家认识的呼吸，第一步就是肺。我建议大家如果没时间练瑜伽，练神功，也不用这么多呼吸法，就把八段锦练一练，八段锦有很多动作，就是帮助舒展打开胸廓、脊背的。

大包穴的"土生金"呼吸导引法，要求做这个功法的时候（其实它都不算是功法，就是一个简单的动作）。大家都熟悉叉腰这个动作，现在把叉腰的动作变成叉胸的动作，两个拇指放在大包穴这顶住，虎口钳住胸廓，吸气的时候，身体向一边倾斜，同时逐渐在大包穴加力，呼气的时候就归正。然后，重复向另外一个方向再做这个动作。要求一定要慢慢地吸气呼气，要让前锯肌、肋间肌慢慢地打开，一定要挺胸，稍微收下颌。

这个动作就是"土生金"，脾属土，由土生金，也就是帮助肺的呼。以后有机会，我可以再讲一讲如何"金生水"，通过肺去锻炼胸廓，帮助腰和下腹的方法。

操作点睛

大包穴的关键问题是怎样去扎这个穴位和治疗什么病。那么怎样去扎？一般沿着肋间隙平刺或者斜刺，0.5～1寸，根据角度而定。实际上扎针用得并不是很多，而是做手法和拔罐比较多。

大包穴刺络拔罐，首先在大包的上下，找到筋结点、瘀滞点或者阳性点，让患者趴下，暴露穴位的地方，可以两侧都做。如果患者，尤其是女性患者，趴下不是很好找这个穴，或者找到的阳性点只是一侧有，另外一侧没有，就可以让患者侧卧，进行刺络拔罐。刺络拔罐是属于我个人体会比较深的一个技法，主要是治疗慢性疼痛、慢性劳累或者是纤维肌痛症。

思　考

1. 大包穴的穴名含义是什么？此穴为何与人体的呼吸密切相关？

2. 作为脾之大络的大包穴得以治疗全身疾病的理论基础是什么？经典中是如何论述的？

3. 大包穴的局部及全身作用分别是什么？大包穴为何可治疗全身疼痛和四肢乏力？《灵枢·经脉》中哪句话明示大包穴的这个特殊功能？

4. 大包穴作为脾之大络与其他各经的络穴在功能上有何区别？如何通过观察局部的变化来辅助诊断和治疗疾病？

5. 教科书上是如何定位大包穴的？刘伟教授介绍的简便取穴法是什么？大包穴的刺法如何？比针刺更为常用的方法是什么？临床如何局部找阳性点？

6. 大包穴局部的筋结及酸痛的临床意义如何？

7. 刘老师首提的大包穴治疗慢性疼痛、慢性疲劳、纤维肌痛症在临床中是如何应用的？注意事项是什么？

8. 从中医的角度看纤维肌痛症主要与哪些经络密切相关？为什么治疗此类患者时治神也不容小觑？

9. 临床中大包穴在治疗胁肋部气机不畅及脾胃气机不畅时如何分别配穴？

10. 如何在大包穴实施"土生金"呼吸导引法？目的是什么？

手少阴心经

第三十五讲　极泉穴（HT1）

定位取穴

极泉穴在腋窝正中，腋动脉搏动处旁开取穴。实际上，在临床里取这个穴，通常要让患者上臂外展，医生摸取腋动脉的搏动处，在搏动处向前外旁开取穴。说起来简单，但实际上在临床里取这个穴时，腋窝正中的动脉搏动处往往不明显，或者是摸不到。如果摸不到，可以从腋窝正中，向前臂、向下移大约 1 寸，也就是在肱二头肌的后缘取穴。这个取穴点是天津中医药大学第一附属医院的一个特殊的取穴法，也叫"下极泉"，或者是"极泉下"。当针刺极泉时，不是很容易取穴，包括摸不到这个穴，或者是在临床中体位不方便的时候，往往会取下极泉，或者说极泉下。

功效主治

手少阴心经的极泉穴，这个穴出自《针灸甲乙经》，在《灵枢·本输》里实际上是没有心经的，后来《针灸甲乙经》把心经加上去，就凑足了十二条经。

极泉穴，手少阴心经的第一个穴。"极"就是高点、顶点的意思，心者，君主之官，第一个穴极泉，在位置最高点，如君临天下；"泉"，水出为泉。手少阴心经，起于心中，从体表腋下而出，指手少阴心经的脉气，就像泉中之水，急流而出，所以取名为极泉。

极泉穴，有疏通经脉的作用，同时还有理气宽胸的功能，这个功能临床里用得并不是特别多，下面会给大家解释。极泉穴，在北方，或者说在天津地区，是用来治疗上肢的不遂疼痛，尤其是脑中风、偏瘫造成的中风后遗症，用得非常多，而且效果也很好。同时极泉穴对内科疾病，如心痛、心悸、四肢不温等内科疾病，以及肩痛不举、神经根型颈椎病亦有较好疗效。

临床体会

极泉穴，属心经，在临床中，配内关、阴郄和心俞穴，有宁心、安神、降气的作用，可以治疗心痛、心悸；配期门、太冲、肝俞、心俞、大包、脾俞，治疗四肢不温，或者是痿软无力。

治疗肩痛不举在讲肩髃穴的时候讲过，可以用 3 寸或者 4 寸针肩髃透极泉，摆一个比较特殊的体位。肩髃透极泉，治疗肩痛不举，也就是肩凝症（冻结肩）的一种，可以用这种方法治疗。

在临床中，治疗神经根型的颈椎病时，针刺下极泉，是非常常用（至少是我个人非常常用）的一个穴。患者有上肢的疼痛，当第 5 到第 8 颈神经相应的区域受损时，都可以刺激极泉穴或者是极泉下（极泉下针刺会更方便），实际上就是刺激臂丛神经。这个时候扎极泉下，要用雀啄法，根据不同的神经受累的区域，改变针尖的方向，就像做苍龟探穴针法一样，找不同的神经（桡神经、正中神经、尺神经）刺激。这种方法刺激极泉或极泉下，都是一种神经干的针刺技术。

天津的石学敏院士创造的"醒脑开窍针法"治疗中风，极泉穴是一个很重要的配穴。有很多针灸医生诟病这个方法，他们认为这只是单纯的一种刺激神经干的治法，但我觉得可以从两方面分析。你可以说它是刺激神经干，但是极泉穴在《针灸大成》里边有相关的记录，"臂肘厥寒，四肢不收"，就是说，极泉穴治疗上肢的疾病，可以从经典里找到根据。

石院士治疗中风的主要学术思想与传统取穴是不一样的。传统的针灸取穴，是受外风学说的影响，强调散风活络，治痿独取阳明，选了很多阳明经上的穴位，上肢的曲池、肩髃、手三里，下肢的环跳、解溪等。而石院士取穴，他的主要观点是醒脑开窍，或者说是醒神开窍，要通调元神，所以他的处方是以阴经穴为主，阳经穴为辅。"醒脑开窍"的主穴，是用双侧厥阴心包经的内关穴，督脉的人中，患侧的三阴交。有可能也会用到印堂、上星、百会，这是备用方。患肢取极泉穴或者极泉下，还有尺泽穴，还有一个就是委中穴。委中穴大家都很熟悉了，有一个比较特殊的针刺方法，是患者仰卧，患肢伸直抬高，在委中做雀啄法，让患者的患肢抽动，以三次为度。

当然治疗脑卒中、脑中风的患者，一定会有局部的配穴，比如风池、完骨、天柱等。至于根据张力的大小，选用的合谷、八邪，或者根据不同病情，看患者有没有肩部、肘部的局部病变等，自己可以配穴，这个就很简单了。如果患者是硬瘫，肌张力比较高，极泉穴或者是极泉下，我个人是不建议做雀啄法，而是要缓缓地提插针刺，并且要注意深度，要把深度控制在浅中层，而不以刺激到神经为目的。

操作点睛

我讲了这么多极泉穴的针刺，很多人可能会说不能掌握这个穴，或者不敢扎，实际上这个穴真是不难扎。扎这个穴时，患者可以取坐位，或者是仰卧位，一定要外展上肢，找到极泉穴，这个穴其实很安全，即使真是扎到了腋动脉也没有关系。腋动脉比较硬，如果用的是传统毫针，缓缓地进针，碰到动脉是会滑开的，不是想扎就能够真正地扎透的。其二，即使你扎到了腋动脉，也不会有什么危险，即便发生局部血肿，按压一下就可以了。因为毕竟不是在这打臂丛麻醉，不是用注射针头打麻药，注射针头很容易扎进动脉里，如果那种情况就是一个比较大的问题了。我们用的针灸针，实际上在这里是不存在危险性的。

针刺极泉或者下极泉，患者会感觉有放射感，向上肢、向前臂、向手部远端放射，甚至上肢有抽动。传统上来讲，"醒脑开窍"一般是以三次为度，不留针。实际在临床，尤其是在国外，不需要一定要求三次，有一次抽动就可以了。尤其是治疗神经根型颈椎病，上肢的问题，一次抽动足够了，要提前跟患者做好沟通。

治疗局部的疾病，举例来说心肺的问题，也是不需要留针，用1.5寸的针，比治疗中风后遗症扎得还要浅，还要缓和，还要温柔。治疗中风后遗症，用雀啄法，进针1～1.5寸；而治疗心肺的问题，进针0.5寸就可以了。

治疗肩袖综合征，则一定要扎到病灶区域，扎肩胛下肌。肩袖损伤，扎肩胛下肌的进针点，也是在腋动脉搏动处去找，向后外旁开，用3寸的针，沿着胸壁外、肩胛骨的内缘下针，刺到肩胛下肌。但是这个在临床里面不是必需的，我在线下课里面讲过很多次针下得气和气至病所的问题。实际上不一定针尖儿非要到达靶点，或者说是一定要触及病灶区域，有其他的方法帮助达到，气至病所就可以。

极泉穴，除了针刺还可以做弹拨按摩，就是揉按这个穴。揉按极泉穴同时可以配合心包经的刮痧或者拍打。在临床用这种方法治疗心悸、心慌有非常好的效果。尤其是不明原因的胸闷不舒、心悸、心慌，教患者按我说的方法自己做，可以起到很好的效果。

这里做弹拨不需要很大力气，可能有的医生不愿意用这个方法，因为有的患者的腋下，一是味道不好，还有就是容易出汗，其实垫一块做按摩用的治疗巾，没有问题的。如果不会做弹拨，做揉按也可以。要求速度适中，力气的大小适中，不要让患者感觉不舒适。

还有一种方法，屈肘，用双手的中指，也就是用心包经的中冲穴点住极泉穴，以心包经带心经。心包主喜乐，主欲念。这也是一个非常非常好的方法，中指点按极泉穴，同时做抬肩、收肩的动作。好像让极泉穴做呼吸一样，可以宽胸理气、养护心肺，甚至可以治疗失眠。大家不要小看按揉极泉穴，除了可以帮助养护心肺、宽胸理气，还可以治疗上肢麻痛，甚至颈部、腋下的淋巴肿大，女性的乳腺问题等，按揉这个穴都有可能会有意想不到的效果。

极泉穴大家要注意"八虚"的概念，就是《灵枢·邪客》里讲的"八虚"。"八虚"就是指八个关节：两肘、两腋、两髀和两腘，就是肘关节、肩关节、髋关节和膝关节这八个关节。何为虚呢？就是指关节屈曲、凹陷的地方，是五脏容易藏邪的地方。

肝有邪，其气留于两腋；肺心有邪，其气留于两肘；脾肾呢，大家查查相关材料。关节既可以是真气所过，机关动利，也可以留邪，机关不得屈伸。那么腋下，也就是在极泉这里按摩、触压，患者有不适、酸痛的感觉，往往就意味着肝有邪，因为"肝有邪，其气留于两腋"。也就是说，这里既可以做诊断，又可以做治疗。实际上肝有邪，在临床不只是在两腋了，还可以在两肘，也可以在期门，也可以在太冲，都可以摸到敏感点。

如何治疗呢？就是大家应该很熟悉的拍打八虚的方法。通过拍打经筋，调整人体的气血，实际上就像刮痧一样，作用就是排毒，增加自身的免疫。所以，可以教患者自己揉按拍打，让患者自己做。揉腋窝同时，再去摩擦两胁肋部，然后拍打内关，或者刮痧内关上下，这是一个很好的方法。它可以同时作用在心经、心包经、肺经，甚至胆经，因为在腋下，有这几条经脉，都可以作用到。这是一个很简单很好的保健方法，可以教给患者。

推拿疗法有"八把半锁"，腋下叫返魂锁，分前、中、后三关。极泉也叫痹筋，是中间这一关，第二关。民间的开锁，有自己特殊的手法"双燕双飞蝴蝶手法"。大家不要被这个名字迷惑，或者误导。实际上，这个手法就是以点按揉掐为主，没有什么新鲜的。它的作用是为了打开气血的通道，使气行血行，经络得以疏通，就像打开闸门一样，最主要的就是为了帮助上肢和上焦气血的流通。

思 考

1. "君临天下""水出为泉"作为极泉穴的穴名的解释给你怎样的联想？

2. 教科书上是如何取极泉穴的？临床上为何要取"下极泉"或"极泉下"来替代极泉穴？一般更加简便及准确地取极泉穴的方法是什么？

3. 临床中极泉穴配伍内关、阴郄、心俞欲达到怎样的临床疗效？临床中极泉穴配伍哪些穴位可治疗四肢不温及萎软无力？

4. 极泉穴在治疗中风后遗症引起的上肢不遂时起到怎样的作用？临床中对于肢体硬瘫的中风患者在刺法上有何特殊注意事项？

5. 临床中如何应用极泉穴及肩髃穴治疗肩痛不举？针刺体位有何特殊？

6. 如何针刺极泉穴来刺激臂丛神经以达到治疗神经根型颈椎病的目的？刺法上有何特殊要求？

7. 临床中取极泉和下极泉时哪种不同的体位最适合？

8. 极泉穴在治疗心肺疾患和中风后遗症时在进针深度及针刺手法上分别有何特殊注意事项？

9. 极泉穴在临床中如何应用推拿手法的？中冲、极泉穴的对应法如何操作，临床意义为何？

10. 极泉穴与"八虚"及"八把半锁"的关系是什么？临床治疗意义是什么？如何操作？

第三十六讲　通里穴（HT5）

定位取穴

手少阴心经的通里穴，是手少阴心经的络穴，它在腕掌侧远端横纹上1寸，尺侧腕屈肌腱的桡侧缘。

功效主治

手少阴心经一共有九个穴，通里穴在古籍中出现过很多次，是一个非常重要的穴。著名的《马丹阳天星十二穴治杂病歌》，其中有一句就是"通里并列缺"，通里穴就是马丹阳天星十二穴之一。过去有个说法，认为361个穴位不需要都掌握，只要掌握会用这12个穴，就可以应付临床了。当然不可能是这样，但是从一个侧面来讲，通里穴属于其中之一，说明它非常重要。讲到心经大家就会想到神门穴，对神门穴比较熟悉。我接触到的针灸师，至少在北美的针灸师，还没有意识到通里这个穴在临床里的重要性。

通里是络穴，通手太阳小肠经，另外君火在离内，相火下藏于坎内，就是"君火以明，相火以位"。君火深藏在里，"通里"指这个穴的脉气可以通于里，通于神明，通于君火。我个人理解是这个意思，从这个意思来讲，这个穴可以治疗临床常见的神志病。

通里穴的作用为宁心安神，通经活络，调理气血。它的主治有几个方面，如治疗经筋病，血不养心、气机闭塞所致神志病，与舌有关的疾病，心热下移小肠等。

临床体会

根据"经脉所过，主治所及"，通里穴可以治疗前臂的疼痛、肘内侧的疼痛，以及臂桡内后侧的疼痛。因为下面有尺神经通过，所以它也可以治疗腕的尺侧以及小指的疼痛拘挛。循经取穴时，取心经的本经穴位，另外心经和小肠经相表里，治疗经筋病也要配小肠经的穴，所以临床治疗经筋病可以用通里、后溪、小海、支正等穴位。

通里可以治疗胸痛、心悸、怔忡、失眠、健忘以及虚烦、盗汗等。因为心主血脉而藏神，阴血不足，血不养心造成的一系列的病证都可以用通里治疗。临床常用通里、内关、膈俞、阴郄、复溜、巨阙，以这几个穴为基础方加减。

通里可以治疗神志病，实际上神志病和血不养心又是相关的。临床里癔症、癫、狂、痫等这些神志疾病都可以用通里穴治疗，因为心主神明，魂、魄、意、志全部由心所主，《灵枢·邪客》言："心者，五脏六腑之大主也。"

这里只是粗略讲通里穴治疗神志病的功效主治。神志病是一个很大的范围，我个人理解，通里穴治疗与阴血有关的神志病，效果会更好一点。临床里会见到焦虑症、癔症，这一类疾病如果是因为气机闭塞所致，用通里穴治疗效果最好。因为通里穴是络穴，是经气之转枢，也是一个闸门。

神志病，如果是由于阴血不藏或者阴血失养造成的魂不守舍、心悸不安的这一类的疾病，凡和阴血有关的神志病，一定是和心、肝、脾有极其密切的关系。考虑心肝脾所属，一个是少阴，一个是厥阴，一个是太阴。在脏腑别通理论或者开阖枢理论中，太阴主运化，主输布，主阴中之所开，厥阴主阖，厥阴心包和少阴心基本上是一回事儿，厥阴心包脉络膻中，"膻中者，臣使之官，喜乐出焉"。所以如果它的气机出现了问题，一定会出现神志的问题，古人讲的讪笑不休，就是"心气虚则悲，实则笑不休"。

如果细分析，每一个所属病机又会有太过和不及。一般来说，神志病在开阖枢的这种气机的过与不及，"过"会造成躁满而神恍，"不及"会气绝而喜悲。

　　实际上不难理解，少阴是属于枢，枢机有调控转枢的作用，通里是心经的络穴，是一个闸门的作用，有沟通、枢机的作用。讲开阖枢，一定要考虑它别通的脏腑，考虑到它们的互相为用和它们之间的气机出入问题。

　　有了少阴、太阴和厥阴三阴所主之后，如果神志病是与阴血不藏或阴血失养有关的，治疗神志病的方子实际已经出来了。我个人在临床里常用的穴位是通里、列缺、章门、期门、膻中。如果患者有痰扰心窍，"太过"或"不及"，都可以加丰隆穴为配穴。

　　在某些情况下，可能不用通里而会用到内关或者是间使，神志病尤其是以狂为主，我个人就会把膻中去掉，换成鸠尾，临床非常好用。临床可以用通里并列缺加膻中，也可以用间使或者内关加鸠尾。神志病中临床比较常见的精神焦虑，除了心和心包的问题外，一定要注意疏肝健脾。

　　癔症在临床里也是不少见，如癔症性失语，和心有关，通里可以治舌病，也可以治癔症性失语。还有一种癔症性瘫痪，患者可能四肢出现萎软不动，尤其是下肢，往往由某些突发的因素诱发，比如说精神刺激，出现车祸，过度惊吓，尤其是青年女性，很容易出现癔症性失语、癔症性瘫痪。这种情况下，治疗时通里绝对是一个主穴。

　　如果是癔症性失语，通里和涌泉也是一个主要的配方。通里、涌泉，然后再加廉泉，廉泉是脾肾之标穴，而且联系舌本，这三个穴是治疗癔症性失语的重要组穴。癔症性瘫痪，就是通里和涌泉相配，同时再加三阴交、阳陵泉、足三里等穴或者是加一些井穴或者是神经干刺激，比如说委中等。

　　记得特别清楚，我1992年在天津中医药大学一附院实习。有个患者，20多岁青年女性，因为出车祸住院了，怎么查都没问题，但是她就是不能从床上起来，不能动，也不是装病。她说话没问题，诊断是癔症性瘫痪。

治疗这种问题，有一对主穴，就是通里和涌泉，目的是让水火相济，心肾相交。通里和涌泉，是一个组方，我只给她扎了一次，这个患者就可以在楼道里走大约几十米，后边又给她治疗了几次完全正常。这可以说是一次起效，针一次就能站起来行走。

通里可以治疗有关舌的疾病，因为心气通于舌，舌为心之苗，所以一系列舌的疾病都可以用通里、涌泉、廉泉治疗。不只是治疗癔症性失语，舌头问题都可以。当然可以再配穴，如心火炽盛的舌疮，舌尖刺痛配用相应的穴就可以。

在临床里，心经络小肠，如果心热下移小肠的时候，小肠泌别失司，有可能出现尿血、淋证等小便的问题。这种情况可以用通里加大钟、中极治疗。

操作点睛

关于通里穴的针刺，一般来说针刺 0.2～0.3 寸，最多不超过 0.5 寸。但是我们注意通里下面是尺神经，扎通里时往往会刺激到尺神经，患者会有传感，向小指端有传感。如果治疗小指的拘挛麻痛，可以用这种方法没问题；治疗内科病的时候这是我们不提倡的，如果患者出现这种情况，就需要把针尖向外拔，然后重新换一个角度再进针，针刺时要求缓慢进针，徐徐捻转。

思 考

1. 依照"经脉所过，主治所及"的原则，如何用通里配穴治疗局部疾病？此时通里穴的进针深度及针感有何要求？

2. 通里穴最适合治疗哪个类型的胸痛心悸怔忡？如何配穴？

3. 通里穴为什么在治疗与阴血相关的神志病中尤为重要？

4. 临床中阴血不足的神志病多与哪三个脏的失调密切相关？治疗时如何运用"开阖枢"及脏腑别通理论作为指导？

5. 通里配列缺、章门、期门、膻中可治疗哪类神志病？这组穴在治疗神志病时蕴藏着怎样深刻的内涵？何时需要配丰隆穴？

6. 临床中治疗神志病何时应该用通里并列缺加膻中？何种情况下应该用间使或者内关加鸠尾？

7. 临床中治疗精神焦虑时除去心和心包外，还需特别注意什么？

8. 通里配涌泉治疗癔症性瘫痪的机理是什么？

9. 临床中通里穴与哪些穴位相配可治疗癔症性失语？机理如何？

10. 通里穴在治疗局部和内科病时在刺法上有何特殊要求？

第三十七讲 神门穴（HT7）

定位取穴

神门穴在掌后腕横纹靠近尺侧端，在尺侧腕屈肌腱、豌豆骨的桡侧缘。这个穴的定位大家有争论，它到底是在腕后第一横纹，还是第二横纹？我觉得是因人而异的，关键是在腕屈曲的时候，神门穴是在可以屈曲的横纹上，有可能是第一，也有可能是第二，但是要选在能够屈曲的横纹上，或者是之间。但一般腕后第一横纹是在骨上，那里不是我们要取的地方。

临床体会

神门穴的命名，因为心是"君主之官，神明出焉"，就是说心藏神；神门，就是指神气出入的地方。

神门穴是手少阴心经的输穴，也是原穴，因为"阴经无原"，所以"以输代之"，输主体重节痛。阴经的五输穴，应五行是木、火、土、金、水，就是说，阴经的输穴是应土，土又属于脾，也就是说，它临床治疗的疾病是邪在脾土。如果脾运化失司，可能会有四肢水湿流注，可能会造成患者体重节痛。

我们在讨论穴位的功用时候，第一点往往是治疗局部病、经筋病，同样神门可以治疗肘、腕、臂、指的弛缓拘急、麻木疼痛。因为神门穴下面有尺神经通过，所以可以治疗小指麻木不仁，当患者的颈8神经根有问题的时候，可以局部针刺神门穴治疗。

神门穴属于手少阴心经，心主血，如果临床见到心血亏虚、心气不足，患者可能会有心痛、心悸、心烦恍惚这一类的病，都可以由神门所主。心藏神和心主血的功能密切相关，所以可以治疗各种神志病，这两点是密切相关的。

心经上夹咽喉、系目系，患者有舌的问题、咽喉的问题，尤其是眼睛的问题，是心经的主治之一。有八条经脉经过眼睛，手少阴心经和足厥阴肝经是仅有的两条直接上连系的阴经，神门穴所在经脉的走行决定了它的功用。

我们重点说说神门穴主神志的功效。在临床上，西医诊断神经衰弱的患者，相当于中医所讲的脏躁、不寐、健忘、失眠、怔忡等，这些问题都可以由神门作为主穴之一做治疗。

这一类病有几个分型，概括地说，就是虚，或者实，如果再细分，有心脾两虚型等。其症状表现书上可以查得到，大家也不陌生，我们就直接讲治疗啦。

心脾两虚型，可以用神门、三阴交、心俞、膈俞、脾俞，这是基本方，在基本方上加减就可以了；心胆气虚型，可以用神门、心俞、胆俞、丘墟这个基本方治疗；如果神志方面问题，比如不寐、心慌气乱、心悸怔忡等，是由于胃腑不和造成的，就会用神门穴、足三里和丰隆作为基础方去加减。

今天重点讲阴虚火旺型。阴虚火旺型有两个概念：一是很简单的心肾不交，主要是肾水不足，不可以上济于心，心火亢盛，这种情况在针灸临床里很经典的配穴就是神门、复溜，有的人喜欢用阴郄穴。在我看来，用阴郄也好，神门也好，都可以讲得通，阴郄穴可能会更好扎，更容易做手法。还有一种是木火旺盛，也就是我们常讲的东方实、西方虚（《难经·七十五难》），需要泻南方补北方，就是临床所说的"泻南补北法"。这里的阴虚火旺的前提是有木实金虚，就是东方实、西方虚。有一个耳熟能详的论断：子能令母实，母能令子虚。我在大学里讲课的时候，有很多同学在这个地方有混淆，比较容易迷惑，"子能令母实，母能令子虚"，"母"到底是什么？"子"到底是什么？

我只是简单讲一下我的理解，大家有兴趣可以查一下文献，"泻南补北"有很多种不同的讲法，千万不要把自己绕晕了。学习"泻南补北"，首先要明白"母子"的关系。

临床里常讲，《难经》讲的"虚者补其母，实者则泻其子"，这句话中的"母子"，往往是针对同一条经络的穴位而言，比如肝经，虚则补其母（水），实则泻其子（火），"木泻行间补曲泉"，这是歌诀里讲的。我不建议大家死记歌诀，而在临床里要自己能推出来，因为五行讲的是能量的流注关系，大家不要把五行学死了。

这里讲的"泻南补北"又是什么呢？大家都知道，泻南即泻心火，补北是补肾水。后面跟着一句话，"子能令母实，母能令子虚"，什么意思呢？这句话不是指同一条经络而言，而是指阴阳五行里不同脏腑的关系，对于肝来说，它的母是什么？它的子又是什么？不言而喻，肝木的子就是心火，肝木的母就是肾水，这样这句话就通了。

所以这里讲的"子能令母实"，是讲的心火能够益水之气，木之子能够益木之母气。水是木之母，水能克火又能夺火之气，所以说"母能令子虚"。也就是说，肝木的子——心火，会被肝木的母——肾水所克制。这里的"母子"不是指同一条经络而言，而是涉及三个脏腑：心、肝、肾。

当然如果细究的话，根据五行的旺、相、休、囚、死，五行的关系又会出现一个问题，这里就不再讲了。临床不是研究文献，不一定要究其深理，记住结论，记住怎么做就好。大家一个是搞清母和子的关系，另外一个是记住五行不是单纯的补母泻子，里面有一个能量流注的关系。

说简单点儿，这种情况的阴虚火旺，应该怎么去做治疗呢？很多同道都很认同的一点，我也认同，就是补北——补肾水是最重要的，泻心火是第二位的，是辅助的。相应有一个基本认同的治疗取穴方案：第一取神门，第二取太溪。神门配太溪，是阴虚火旺型的泻南补北基础方。你说这里有没有肺金的事儿？有没有肝木的事儿？这个治疗方案是曲线救国，可以再配穴，但是主穴就是神门和太溪。我公布过自己在临床研究出来的针方，专门针对泻南补北为主的这种阴虚火旺，还是以太溪为主，但是加几个肾经的配穴，上面神门不是单纯的直刺，而是把它变成了"神门透通里"，下面太溪主穴又加了照海、复溜等几个穴。

操作点睛

神门穴可以直刺，一般是 0.2～0.3 寸。如果平刺，用 1 寸针或 1.5 寸针都可以，从神门透向通里，这条线如果往上移两寸左右，就与腕踝针的腕部的第一条线（上 1 区）相重合，大家有机会可以再去翻一翻资料，看上 1 区主治是什么？大家可以参考一下。

思 考

1. 神门穴命名的特殊含义是什么？临床中准确定位神门穴的诀窍是什么？

2. 神门作为手少阴心经的输穴为何治疗"体重节痛"？这与神门穴在心经五输穴中的五行属性有何关系？

3. 临床中应用神门治疗小指的迟缓拘急及麻木疼痛的机理是什么？应如何针刺？

4. 神门穴的主要临床功用是什么？神门穴治疗舌、咽喉、眼睛疾病的理论基础是什么？

5. 神门穴分别如何配穴去治疗心脾两虚型、心胆气虚型及胃腑不和型的神志病？

6. 针灸临床中神门治疗阴虚火旺（心肾不交）型神志病的经典配穴是什么？

7. 临床中木火旺盛型的神志病治疗原则是什么？其基本配方是什么？如何加减？

8. "虚则补其母""实则泻其子"及"子能令母实""母能令子虚"中所说的"虚""实""母""子"的含义有何区别？哪个是在说治病的方法？哪个是在说病理的传变？

9. 临床应用泻南补北法去治疗阴虚火旺时的基本针方是什么？在这里为什么说治疗中更应该侧重在补肾水？

10. 刘伟教授临床中应用泻南补北法时有怎样的临床发挥？

第三十八讲　少府穴（HT8）

定位取穴

少府穴的定位，在第 4、5 掌骨之间，握拳时小指尖（实际上临床取穴，一般是在小指和无名指指尖之间）与手掌相接触的地方，凹陷处取穴。穴的位置往往是在手掌横纹的第 1、第 2 条线（所谓爱情线和事业线），尤其是靠近事业线的第 4、5 掌骨之间。

功效主治

少府穴，作为心经的荥穴，有清心泻热、理气通络的作用。在临床里首先可以治疗心经所过的肢体病证，如手指的拘挛，尤其是小指拘挛，掌中热，或者肘前臂挛急，都可以用少府穴治疗。

少府穴可以治疗五官疾病，喉病、舌的问题、目的问题，同时还可以治疗心悸、胸痛、烦满、少气，尤其是治疗一些神志病。悲恐善惊是典型的心经神志病，或者见讪笑癫症，都可以用少府穴治疗。

临床体会

少府穴的重点需要大家理解该穴是心经的荥穴，在阴经来说，木火土金水，属于阴经的火穴，荥火穴。《难经·六十八难》讲，"荥主身热"。阴荥属火，阳荥属水，阴经和阳经的荥穴是水和火的关系。阴经直接连接五脏，"荥主身热"，是说阴经的荥穴在哪条经，就主这一条阴经所连接涉及的脏器的热病。比如说少府，就主治心火亢盛。心火亢盛有虚火和实火，但是对于心经所主的心火亢盛，阴虚火旺之证是比较多的。总之，"荥主身热"，对于阴经来说，属于火穴，就要泻火；对于阳经来说，属于水，就用水治火，处理这种火热之病。

因为心主神明，由于热伤神明引起的一系列的神志方面的问题，都可以用荥穴做治疗，代表穴的就是心包经的荥穴劳宫和心经荥穴少府。

当然在临床里不只是用少府和劳宫治疗神志病，《针灸大成》记载大都、液门在治疗神志方面的问题有很独特的作用。液门治疗惊悸和妄言，大都治疗心烦意乱。大家想一下，它们所属之脏，主五神五志中的什么？

热扰神明造成的问题，都可以由荥穴所主。这就带入一个问题，首先少府穴或劳宫穴，属于心或者心包的火穴。在临床里面，有四火穴：阳谷、支沟，火中火；少府、劳宫，火中火。大家需要考虑一下，它们的区别是什么？少府和劳宫，一个属心，一个属心包，心是君火，心包是相火。心包要代心受邪，代君行令，所以在临床治疗神志病，用到劳宫要更多一些。如果是现代治疗心脏疾病来说，劳宫用于治疗心脏功能障碍的病证比较多，而少府纯专于神志方面的疾病。也就是说少府和劳宫都可以用治神志病，但是在临床最开始需要用的穴往往是劳宫穴，它是代君行令，代心受邪。

在临床里，在五行的属性中，这两个穴为"火中火"，所以具有火的属性、火的作用。火的作用是发散，需要用火力去帮助一些脏器提高功能的时候，有可能会用到少府或者是劳宫，但手法就比较有讲究。

在临床里如果单纯按照五行生克理解，心属火，脾属土，火中火是少府、劳宫，火生土，如果要益火补土，要用温心阳暖脾土，这其实是最初的按照五行生克使用的方法。但是，有了命门学说之后，有命门火或者说相火的概念之后，在临床里面的"益火补土"，是用命门火去帮助补土。

补土的目的是什么？是为了帮助命门火衰的患者，如果有脾失健运之证，就需要补命门火，或者说是补相火或三焦火帮助脾脏恢复功能。

脾阳亏虚，脾失健运的患者，需要有火力的帮助，首先是用命门火，这是一种学说，现在也用得比较多。临床有人也会用少府和劳宫，但是相对会少一点，因为它们主要是用于治疗神志病，治疗实邪，或者是治疗阴虚火旺等。我临床里也会用到一个方子，是根据五行理论治疗脾失健运：先扎太阳小肠经的后溪穴（属木），然后扎阳谷，再接续大都和太白，最后，回到躯干部，扎中脘和脾俞，造成"木生火生土"的流注，大家可以试一试。

《内经》里面有"五变"，"五变"就是根据脏、色、时、音、味对应的五输五行。"病变于色者取之荥"，这个"色"是什么呢？"色"，就是脏腑气血，是外容之气。可以观色，查色观内脏之疾。一般来说，古人讲"色在病先"，是望诊里很重要的一点。色变往往就是气血始变而未化，指疾病刚刚处于萌芽时期的时候，因为它正好是相应于荥穴，井荥输经合，荥穴就是气血始出而未盛，所以井荥输经合实际上就是对应着每一个五行，从流注来说，在病理状况下，也是对应着每一个时期。井荥输经合各自对应着一个季节，五输穴五行就是对应着阴阳四时。荥穴，病变于色，对于阴经属火，阳经属水，病之初起，病变于色，通常由于火热或者是水寒所致。这和《难经》的说法立意不同，但是自有相通之处。所以荥穴对于各种病变于色的初发病期有自己独到的治疗作用。回到少府穴，比如患者如果因为害怕而脸色苍白，这个时候就是少府主之。

手少阴心经的同名经是足少阴肾经，在做心肾相交的时候，要注意这两条经，在临床里面的治疗有很多不同的配穴，有组穴，有单穴对应。我就直接说结论，一般来说，大家会用到神门对太溪，原穴对原穴，或者常用的是阴郄对复溜。如果是根据五行来说，还可以用少府穴去对应足少阴肾经的阴谷穴。

操作点睛

这个穴扎起来比较疼，进针时让患者咳嗽，同时进针。一般就是直刺，快速入皮，然后缓缓往里推进，大约是 0.3 ～ 0.5 寸。

思　考

1. 少府穴的取穴诀窍是什么？

2. 少府穴的清心泻热功效与它在五输穴中的输穴特性有什么关系？其理气通络的功能可用来治疗哪些局部疾病？

3. 如何理解《难经》中提到的"荥主身热"？阴经和阳经的荥穴治疗火热病的机理有何不同？

4. 少府穴作为心经的荥穴通常多用于哪个类型的心火亢盛？

5. 脾经的荥穴大都及三焦经的荥穴液门在治疗热扰神明的类型及机理上有何不同？

6. 临床所谓的"四火穴"包括哪几个穴？它们的共性及区别是什么？

7. 少府、劳宫二穴同为阴经的荥火穴，临床中在治疗神志病时有何侧重？通常先用哪个？为什么？

8. 何为温心阳暖脾土法和益火补土法？临床中治疗脾阳亏虚导致的脾失健运哪个更常用？各有何侧重？

9. 后溪、阳谷、大都、太白、中脘、脾俞这组穴是为何而设？背后蕴含着怎样深刻的五行流注的寓意？进针次序如何？

10. 如何理解经典中言及的"病变于色者取之荥"？以心经荥穴少府为例说明在临床上如何应用。

11. 临床治疗心肾不交常用的单穴有哪几组？背后的机理是什么？

12. 少府穴在刺法上有何特殊注意事项？针刺时如何最大限度地避免疼痛？

手太阳小肠经

第三十九讲　少泽穴（SI1）

定位取穴

少泽穴在手小指末节尺侧，距指甲角 0.1 寸。

功效主治

　　少泽穴，别名"小吉"，是手太阳小肠经的井穴。少，是小的意思；泽，水积聚的地方，本义润泽。井穴为脉气所始，有润泽身体的功效。这个穴名的意义取自手太阳小肠经主"液"所生病，有此功效，故名少泽。

　　手太阳小肠经是肩经，在肘关节以下的穴位都可以治疗肩臂的问题；少泽穴治疗头面五官病证，或者是颈项的问题、咽喉的问题，甚至神志病。实际上，少泽还可以放血治疗中风（十二井穴放血）。除此之外，临床当中，至少我个人，用它治疗五官咽喉病并不是很多。我的老师廉玉麟，他常用少泽和少商、商阳一起放血，治疗急性的扁桃体炎。

临床体会

　　本课主要讨论少泽穴治疗乳房疾病，一个是治疗缺乳，一个是治疗乳痈。在临床里少泽是一个特效穴，有增液通乳和清热开窍功用。

　　产后缺乳，是临床常见的疾病。大家也积累了很多经验，比如用食疗、中药治疗。产后缺乳中医认为属于产后气血耗损或者肝气郁结，少泽是通乳下乳的经验效穴，临床以少泽为主穴，还会有几个配穴。下面从少泽穴治疗缺乳和乳痈的病因病机、主穴及针刺方法、配穴及其他治疗方法等几个方面讲解一下。

乳痈是西医讲的急性乳腺炎，西医认为主要的病因是病原菌的侵入或者是乳汁淤积两个方面。临床上会有乳房的肿胀疼痛、发热的症状，根据不同的程度治疗主要是局部的热敷，或者是湿敷，也可以用抗生素。但是用抗生素有个问题，抗生素会随着血液循环进入乳汁，在治疗阶段需要暂时停止母乳喂养。另外在疾病后期有可能需要切开引流。

中医认为乳痈的病因病机为产后哺乳风邪入络，或者厥阴之气郁滞，阳明胃热熏蒸，造成患者的乳络闭塞、乳汁淤积，甚至化热酿脓形成肿胀。

乳痈这个名字，最早在《寿世保元》记载，有"内吹""外吹"之别。"内吹者胎热也"，"外吹者，因儿食乳为口气所吹"。乳痈一证，《胎产心法·妒乳吹乳乳痈论》记载："吹乳不散，久积成痈。"

临床里见到最多的是哺乳期发生的叫作"外吹乳痈"，据统计95%左右发生在产后哺乳最初的三四周之内。临床的治疗根据《灵枢·九针十二原》所载"凡用针者，虚则实之，满则泻之，菀陈则除之"，针灸通用原则以通、消、清、下为主，即清热通乳、疏肝清胃。

实际上，缺乳和乳痈的主穴都是一样的。乳房有很多条经脉经过，脾、胃、肝、肾、心包经，以及冲任二脉，都和乳房直接相关。从针灸取穴来说，在临床主要以足厥阴经和足阳明经为主。

在古籍里治疗乳痈这个病，最早是《针灸甲乙经》上记载"乳根主之"。但临床里，缺乳的时候用乳根，如果是乳痈，很多教科书里也说用乳根穴，但实际上不需要用乳根穴。主穴不论是缺乳，还是乳痈，是肩井穴、膻中穴、天宗穴和少泽穴。乳根，我的经验缺乳用它，乳痈不需要乳根，乳痈可以局部针刺，不需要特定的穴位。

肩井穴是个大穴，它是手足少阳经、足阳明经、阳维几条经脉所交之处。肩井是治疗乳房疾病的经验效穴，尤其是乳痈。针刺肩井穴的时候需要斜向颈项的根部，进针 1～1.5 寸。这个时候只扎一根针效力不够，所以在肩井这个地方排上三根针，针尖方向全部都向颈项的根部。

膻中穴可以向下一根针，斜刺向乳房的方向再一根针，两根针，得气之后快速地刮针柄，或捻转针柄，争取让针感扩散到整个乳房。

天宗穴可以针刺也可以拔罐，如果针刺，让患者感觉酸胀感，如果能从肩部透达到乳房最好。还可以针刺后不留针，在上面做拔罐。

少泽穴，有两种方式，一个是可以用三棱针点刺双侧少泽穴，或者在这里用细一点的针，大约是 1 寸 0.22mm 或 0.18mm 的针，向心性做平刺。

至于配穴，我个人常用健侧内关穴，患侧足三里，左太冲加右足临泣。如果患者发热比较严重，可以合谷加曲池，酌情选用内庭和丰隆。如果有发热，因为治则是通、消、清、下，起针的时候要摇大针孔，多摇几圈，方向不重要。

治疗乳痈，还可以局部围刺，有的医生认为局部围刺会造成炎症扩散，这里要注意一下距离。还有国内可以用火针，假如患者已经结脓了，可以在肿块附近选个两三点，"火郁发之"，让邪气随火气而散，给邪以出路。火针有可能会结疤，所以在国外要稍微小心点。或者是用毫火针，就是粗一点的毫针扎。但是没有必要扎肿块的中心，在它周围选三五点去扎即可。

中药可用瓜蒌牛蒡汤加减，实际上针灸效果非常好，我个人认为大多时候不需要用中药。可以教患者自己回家用热毛巾外敷，可以做放射状的按摩，或用吸奶器帮助吸患侧的乳汁。

思　考

1.少泽穴的命名中的"泽"字有何特殊含义？此与小肠经的功效所主有何关系？少泽穴在五输穴中的五行所属是什么？

2.为什么说少泽穴是清热开窍的特效穴？临床上少泽配少商及商阳为什

么可以治疗急性扁桃体炎？

3.何言少泽是增液通乳的特效穴？如何配穴治疗产后气血耗损或者有肝气郁结引发的产后缺乳？

4.中医是如何认识乳痈的？乳腺部位与哪条经的关系尤为密切？临床中乳痈的治疗总则是什么？

5.针灸治疗缺乳和乳痈的基本方中的肩井、膻中、天宗、少泽穴在刺法上各有何特殊要求？患者应有怎样的感觉？如何配穴？此组针方中的肩井穴为什么如此重要？与它的经络学基础有何关系？

6.乳痈伴有发热的患者应如何酌情配穴？起针时有何特殊要求？

7.少泽如何配穴治疗乳痈？为什么？配穴是如何体现清热通乳、疏肝清胃的原则的？

8.临床中治疗乳痈如何体现经典中所言及的"凡用针者，虚则实之，满则泻之，菀陈则除之"？针灸治疗乳痈局部围刺时的注意事项是什么？

第四十讲　后溪穴（SI3）

定位取穴

后溪穴的定位，非常简单，在第 5 掌指关节尺侧近端赤白肉际凹陷中。大家要记住，握拳取穴，是虚握拳。

功效主治

手太阳小肠经的后溪穴，在五输穴五行属木，是本经的输穴。同时这个穴也非常重要，属于八脉交会穴之一，通督脉。

后溪穴是临床常用退热穴，用于实热证居多，亦可用于治疗颈项强痛、腰痛、外感病及神志病；后溪培补元阳治疗痿病；后溪治疗局部病，如小指麻木、疼痛、拘挛、手寒冷等。

临床体会

后溪通督脉，督脉主阳、主表，是所有阳经之海。后溪穴在临床里是一个非常重要的退热穴位，主要用于实热证，但是也有记载可以治疗阴虚盗汗、疟疾等。取本穴的意义可以泻小肠的实热。泻小肠实热，就可以清瞳明目。在临床里，它可以退热，另外还可以治疗头痛、目疾这一类的问题。同时因为督脉入脑，所以这个穴可以退热，泻热宁心，也可以治疗神志病。

小肠经是肩经，所以后溪穴对于头项肩颈部的疾病，能够起到非常好的作用，患者有颈项的强痛不能转折，就可以取后溪穴。

后溪穴和腰没有直接的连理关系，但是因为它通督脉，"督之为病，脊强反折"，所以它可以治疗脊柱的强直疼痛。但是大家要注意，这里有一个知识点：它是通督脉，督脉在脊背正中，治疗腰不能够俯仰的腰痛的时候，可以用后溪。

手太阳和足太阳是相通的关系，同气相求。八脉交会穴中的后溪配申脉，是在临床里用得非常多的一个组合，有的时候可以用昆仑穴代替申脉治疗腰痛不能俯仰。后溪和手三里治疗急性腰痛是不一样的：《针灸甲乙经》记载手三里穴治疗腰痛引腹，或者说它是治疗腰痛，可以有俯仰的问题，但是同时会有腹部疼痛，这个时候用手三里这个穴。后溪穴和手三里在治疗腰痛时同样都要活动腰部，扎手三里这个穴时要让患者旋转腰部，用后溪穴治疗腰痛时，扎针的同时让患者前后俯仰去治疗。

在治疗颈项疼痛的时候，一般来说后溪还会加大椎穴。如果治疗腰背的疼痛，胸段加至阳穴，腰段有问题，加命门穴。有些患者有颈项强痛，尤其是外感，还会有头痛的问题，这个时候可以配外关、列缺，局部可以配合风池、风府或者是天柱。

治疗患者的颈项强痛，有很多方法，如治落枕，有落枕穴、颈穴，治疗腰痛有腰痛穴等。但是就我个人来说，治疗颈项强痛，我还是喜欢用一个组合，就是用后溪、中渚和三间，再加一个大椎。在某些时候，患者如果是腰痛比较强烈，我会再加一个百会。

患者有发热，尤其是外感，有恶寒、发热、头痛这一类问题的时候，其实有很多的成方，或者是有很多穴的组合可以用。我个人用得比较多的组合，是后溪、液门加三间这三个穴，再加一个大椎穴，或者是加双侧的风池穴，做手法行针，让患者微微出汗。这个不同于常用的合谷和外关，大家可以试一试。

后溪穴可以治疗情志疾病，如癫、狂、痫，就是现在所说的患者有抑郁、狂躁等精神疾病，都可以用它去治。十三鬼穴可以在临床里普遍应用治疗神志病，以后讲"调神法"的时候会给大家细讲十三鬼穴，它就是针对具体的神志病。只是单纯用后溪是不可能的，可以配飞扬，还可以配合内关透间使，神门透内关，同时再加一个鸠尾穴。鸠尾穴需要用两根针，有的时候会用三根针。一般情况下，会用两根针交叉平刺进针，或者是稍微斜刺。用鸠尾的时候，需要加一个丰隆穴。

后溪穴可以培补元阳，它可以调节元阳元气的释放方式。经典里面讲到后溪穴可以治疗痉病，就是身体抽搐，尤其是治疗虚性痉病。当治疗虚性痉病的时候，需要培补元气，实际上是调节，还需要养血柔肝。临床常用的组合是后溪、支沟、命门或者关元、肝俞、脾俞，下面再加一针申脉。扎后溪穴做小循环是一个非常好的方子。

后溪穴还可以治疗局部的问题，举例来说，患者小指麻木、疼痛、拘挛，甚至说手寒冷，都可以用后溪穴。治疗中风后遗症，可以用后溪透劳宫和合谷透劳宫，有一个对刺，教科书里面说是用合谷透后溪，有点儿狠了，实际上向劳宫这个方向对刺就好了。

操作点睛

在扎后溪穴的时候，像以前说过很多穴位一样，要快进针，然后缓缓地捻转，就是稍微小幅度地捻转，往深处刺，大约 0.5 ～ 1 寸。在缓缓进针直刺的时候，如果患者的小腹或者是腰有隐隐发热的感觉，说明扎后溪穴扎对了，或者说它的效果会更好一些。这是为什么呢？后溪穴属于手太阳小肠的木穴，在火经的木穴做一个流注，让木生火，然后与命门、关元对接，就可以调节患者元气的释放。

思 考

1. 后溪穴在五输穴中的五行所属是什么？后溪穴与督脉有怎样的特殊关系？

2. 后溪穴临床中可用于退热、清头明目、泻热宁心的经络学基础是什么？

3. 临床中常用后溪治疗腰痛不可俯仰的机理是什么？此类腰痛为什么可以用后溪、昆仑的组合去代替后溪、申脉组合？

4. 后溪穴和手三里穴在治疗腰痛的类型和兼症上有何区别？二穴在治疗腰痛时患者分别需要如何配合？为什么？

5. 如何用后溪穴配穴分别治疗颈项疼痛、腰背的胸段及腰段的疼痛？

6. 临床中后溪配伍外关、列缺、风池、风府、天柱穴通常为哪类颈项不适及头痛而设？

7. 临床中后溪穴配伍中渚、三间为什么可治疗颈项疼痛？伴有腰痛时为何配百会、大椎穴？

8. 临床中后溪配液门、三间、大椎、风池为何种病证而设的？以患者达到怎样的反应为度？

9. 如何用后溪穴配伍治疗神志病？每个配穴在刺法上有何特殊？

10. 后溪穴的针刺如何达到与命门、关元对接去调整患者元气释放的目的？

11. 如何用后溪穴治疗局部病证？后溪穴在刺法上有何特殊要求？通常患者的感应是什么？

第四十一讲　养老穴（SI6）

定位取穴

养老穴比较常用的取穴方法是：患者掌心向下，医生用一个手指按住尺骨小头的最高点，让患者掌心转向胸部。这时在尺骨小头高点的这个手指自然而然就会滑到尺桡骨之间的骨缝，骨缝中就是养老穴。

这个取穴方法在临床中重要吗？可以说重要，也可以说不重要，要看是治疗什么病。针是一定要扎到骨缝中，大家可以试一试，当手掌掌心转向胸部时，尺桡骨之间的骨缝就会变大、打开，这个取穴就是"开"的作用。什么主开呢？太阳主开。就是说，当需要输布阳气，或者需要做某种具有"开"的功能的治疗时，这个取穴体位是重要的。但是当你临床到一定程度之后，对这个穴很熟练了，就可以通过一定的技法，这个转开的动作又变得不是那么重要，可以通过捻转、提插、深度去加强，达到"开"的作用。就像扎听宫穴要张口取穴，但实际上在临床里闭口也可以取穴，要看医生针刺的熟练程度和对它的理解。

我个人认为，如果用这个穴治疗关节的活动受限，或者肌肉的酸痛，甚至有目（眼睛）的开合问题的时候，掌心向胸取穴应该是更容易取效的一个体位。如果不摆这个体位，有可能针刺的提插捻转的时间就会加长，做手法就要做得时间长一些，可能针要扎得深一点。

功效主治

手太阳小肠经的养老穴，是本经的郄穴。养老穴，顾名思义，在很多书里面都会讲到这个穴是专门针对老年病的。因为老年人，肯定是气血不足，气血虚弱，就会有目视不明、关节不利，或者手足寒冷、手足无力，身体某些部分酸痛等老年人常见的症状。这个穴有舒筋明目之功，所以叫养老穴。要说老年病不止这些，失眠健忘、消化功能的问题、各个关节的疼痛等，都是很常见的疾病。养老穴是我个人非常喜欢的一个穴，也是用得比较多的一个穴。

学习针灸的第一步，是要学习腧穴和经络，当然中医基础那是肯定要学的。学习腧穴的第一步，就是需要对穴名有一个了解。

我个人认为，在学习针灸的过程中，对于穴名的理解是非常重要的。我比较喜欢的一本书，就是高式国老师的《针灸穴名解》。对于针灸穴名的解释有不下五六本书，我个人认为这本书和医理比较贴切，通过对某些穴名的演绎、理解、解释，可以加深我们对这个穴的功能作用的理解和掌握。

在这本书里，对于养老穴，引用了《礼记》的说法："五十非帛不暖，七十非肉不饱。"什么意思呢？就是说老年人容易感觉寒冷，需要穿"帛"，就是质量好的衣服，要吃一些肉食。这句话带出来的意思就是老年人气血虚弱，最主要的是阳气虚衰。

养老穴属于手太阳小肠经，大家一定要记住：第一，手太阳经的"太阳"有敷布的作用，按照开阖枢来讲，有把脉气精气敷布全身的作用。第二，小肠是人体消化吸收营养物质的一个非常重要的脏器。脾胃是后天，属土，是气血生化之源。脾胃生化的气血能不能被身体有效地吸收利用，实际上和三焦火以及小肠的作用有密切的关系。小肠有泌别清浊的能力，食物中的营养精华被有效地吸收，糟粕排出体外，有良好的新陈代谢的循环，小肠火的发布、太阳的敷布能力是非常重要的。

老年人气血不足，尤其是阳气不足，相应的脾土的功能、气血的生化就跟不上了。因为老年人的小肠火以及三焦火功能没有这么强大了，不足以支撑脾胃的运化功能。这就会引出来一系列的问题，老花眼、目视不明、关节不利，肩、腰、肘甚至是膝、踝等问题，以及颈项、腰背的问题都会随之出现。大家看现在养生的节目里，除了提足三里、三阴交，有一个穴就是养老穴也会被提及，会讲按压养老穴，一天按几次，一次两三分钟，帮助老年人治疗花眼、目视不明，同时可以帮助解决颈肩疼痛等。

对于针灸医生来说，仅理解这一点是不够的，最关键的要往深处挖一挖这个穴。同时要非常清楚在临床里怎样通过不同的针刺手法，让养老穴达到相应的功能，这是我们的重点。

临床体会

养老穴常常用来治疗肘、肩、项以及腰痛。尤其是急性腰痛，很多人喜欢用养老穴治疗急性的腰痛。我们讲过治疗腰痛有后溪，可以治疗急性腰痛不可俯仰；有手三里治疗腰痛引腹；现在又有一个养老穴。我个人的经验，养老治疗腰痛实际上不如前面说的两个穴。

这个穴的特长是什么呢？养老穴是我治疗踝关节扭伤、疼痛的第一选择。取穴的体位不重要。尤其一些喜欢运动的朋友，有可能会扭伤踝关节。踝关节扭伤百分之八九十以上都是外踝的问题。或者女同学穿高跟鞋，一不小心"啪"崴了一下。

踝关节的扭伤，在判断患者没有骨折、没有韧带撕裂的情况下，就可以扎养老穴，诊所已经有无数的患者验证过了。在养老穴下针，针尖的方向是朝向远端，也就是指端，进针不需要掌心向胸去做旋转，进针点直接就在骨缝间，但是要偏向近端，稍微往上提一提，斜刺好进针。斜刺进针，角度一般是45°～60°，进针0.8～1寸，要深一点。在这个地方的手法和后面治疗内科病是不一样的，在这里要做稍微快速的提插和大力的捻转，同时让患者活动踝关节。做手法10～20秒，让患者走一走，患者就会发现踝关节疼痛显著地减轻，患者经常会告诉你，百分之六十好了，百分之八十好了。很简单，每一个人都可以做到，但要记住，我刚才说的是要快一点，力要大一点，和治内科病的时候扎养老是不一样的。

手太阳小肠经和足太阳膀胱经是上下游的关系。足太阳膀胱经是全身最长的一条经，可以总督全身背部各脏腑的腧穴，串联各脏腑。足太阳膀胱经也是太阳，太阳寒水。足太阳膀胱经因为起于目内眦，接督脉从巅顶入脑。太阳主开，主敷布，为一身之外藩，阳主外。手足太阳经都和阳邪致病有关。什么是阳邪？风为阳邪，当然火也为阳邪，但在这里，太阳经所主，因为它是一身之外藩，足太阳手太阳又相结合，所以可以治疗风邪为病。风邪其性轻扬，伤于风者上先受之，就是说患者的头痛项强，以及背部尤其是上背部的疼痛，或者患者有外感，就是风寒、风热造成患者的上焦肺脏的疾病，经典里面记载要用三焦经的外关，阳维所主，没有错。但是养老穴有一个特殊的，我自己独创的扎法，也非常好用，而且某些时候我认为比外关更加好用。

应该怎么扎呢？外感风邪为病，或者风寒侵袭，这时候扎养老穴，要在尺骨小头的骨面进针，然后平刺，进针0.3～0.5寸，针尖儿的方向要朝向近心端，进针之后要挑起表皮，轻轻地摆动。大家可以试一试这个方法，有发汗作用。有些患者在刺这个穴时会感觉上半身、头部、颈项、肩背出毛毛汗，感觉发热。我认为这种方法比传统外关穴直刺0.5～0.8寸，效果要好。因为现在就是要作用在卫阳，所以用养老穴做浅刺，而且是在骨面上做浅刺，就不需要找骨缝了。

养老穴如果治疗头痛，假如说和风有关，要记住配穴：风府和风池。风府和风池可以治疗内风，又可以治疗外风。相对来说，如果患者的头晕或者头痛和外风有关比较多的时候，就会用风府，如果和内风相关比较多，就会用风池。

养老穴是郄穴，"郄系孔隙意，气血深藏聚"。以前讲其他的穴也都提过了，阳经的郄穴主要治疗痛症。但是养老这个穴是气血深藏的地方，又是具有火性阳性的地方。也就是说，养老穴临床里面的功用还有很多，它可以治疗内科疾患。

我接触养老穴，这个穴最早引起我的注意，应该是十多年以前了。那时在网上看到了用养老穴治疗糖尿病的一篇报道，大家可能也都知道这个穴有治疗糖尿病的作用。这篇文章是报道山东的一个医生，在自己家的小诊所用养老穴治疗 2 型糖尿病，患者很多，记得是直刺，用了捻转和提插一类的手法。这个报道为什么引起我的注意了呢？因为我以前跟廉老师学习的时候，他搞了一段时间针灸治疗糖尿病。

糖尿病，中医叫消渴，是临床常见的疑难病，最早也出过无数不同的方子，主要是大量用黄芪。廉老师用的是比较传统的针灸，效果也不错，主要是用中脘、足三里、胃脘下俞、脾俞、肺俞和肾俞，有时候会加阳池。因为治疗糖尿病，就是上消、中消、下消，所以就用了肺俞、脾俞、肾俞等。这是廉老师治疗糖尿病的一个基础方，大家可以在临床应用，效果还是蛮不错的。十多年前的那篇文章中说用养老穴，患者不需要注意饮食，不需要吃任何药，只是扎养老穴，每天都去扎，据说是有奇效，目前只是据说而已。

在美国治疗糖尿病，其实不管是什么患者，患者是不可能天天来的，一扎扎两三个月，那是不可能的，所以没有这么长时间的跟踪。我是宁可信其有，在针灸的道理上，能够解释一部分。如果是治疗糖尿病，我会在传统的方子上，加一个养老穴。

但这不是重点，重点是什么呢？我有一个独创的针法，八大卦针之一的"地天泰"。"地天泰"是什么呢？就是阴阳交合的一个针法，用三阳经和三阴经的某些穴，三阳经用三阳开泰穴，一个针阵，和足三阴经的原穴以及三阴交相配，组成了一个上下相合，取天和地，就是地天泰，取的泰卦。地天泰的原始组成，就是取手三阳经的一些穴位，其中养老是主穴，合谷、三间一个，后溪、液门一个，养老、阳溪一个；足三阴经就是太冲、太白和太溪，再加三阴交，就是一阴一阳。"地天泰"临床里常和我线下讲的张力牵引针里的"天地汇"，还有"三花聚焦"针法一起用，可以调节全身的气血。

养老穴是上面三阳开泰的一个主穴。治疗糖尿病，除了廉老师的这套基础方，大家也可以试一试简化版的泰卦针。有合谷、养老、内关，下面不变，还是太冲、太白、太溪加三阴交。重点是刺法，合谷、养老和内关都需要平刺，而太冲、太白、太溪都是直刺，或者是近似于直刺的斜刺。

不要小看这个组合，大家可以想一想地天泰是什么意思，卦意是什么。这个组合上面是平的，下面是直的。用这个组合可以治疗阴阳不平衡的问题，甚至一些肌肉经筋的问题，而不只是治疗内科病，具体我就不说了，这些病要数起来就太多了，都可以用这个方子治疗。因为它的方义就是阴平阳秘，阴阳平衡。大家去挖掘一下，这节课不是主要讲卦针，是讲养老穴的。记住养老、合谷和内关都需要平刺。

百会穴大家要注意一下，百会穴除了是三阳五会，又是经筋会聚的地方，而且它是泥丸宫的关口，或者说是中脉的一个关口。尤其百会又和全身的阳气密切相关，所以临床里百会、大椎，常常是和养老相配合，治疗一些阳气的问题造成的疾病，以及经筋病。经筋病和气血的关系，尤其是和阳气的关系非常密切。

养老穴讲了很多内容，秘密都讲给你们了。这个穴知识点很多，大家最好自己总结一下，用好了就是好的针灸师！

思 考

1. 养老穴的命名如何联想到其舒筋明目的临床主治功能？为什么说养老穴对于老年保健是非常有益的？

2. 手太阳小肠经的特点是什么？其在人体气血的敷布中起到怎样的作用？

3. 临床中准确定位养老穴的诀窍是什么？养老穴的取法是如何帮助理

解"太阳主开"的理论的？临床中如何在此穴行手法以达到"太阳主开"的目的？

4.养老穴治疗踝关节扭伤的进针角度、深度、行针方法有何具体要求？此时患者应如何配合？

5.养老穴治疗的腰痛与后溪穴、手三里穴所治疗的腰痛类型有何不同？

6.临床中养老穴祛风散寒治疗外感风邪或风寒之邪时有何优势？如何用养老配穴治疗风邪相关的头痛？

7.刘伟教授独创的针刺养老达到发汗效果的方法是什么？常用配穴是什么？在定位、针刺的方向、行针手法上有何特殊？患者通常会有怎样的感觉？

8.临床中治疗糖尿病时一般传统取穴为何？酌加养老穴有何特殊作用？

9."地天泰"针阵中包含哪些穴位？其寓意如何？简化版的"泰卦针"针方含有哪些穴位？临床上最适合哪类病证？

10.养老穴在治疗经筋病中有怎样的重要作用？在治疗阳气相关的疾病及经筋病时需要与哪两个穴相配？

第四十二讲　天宗穴（SI11）

定位取穴

天宗穴，在临床里有几种不同的定位。最常用的就是取肩胛冈的上缘中点和肩胛骨的下角连一条直线，在上中 1/3 交点处的凹陷处。在临床里面还有一个比较简单的方法：找到肩胛冈下窝，大概是中上 1/3 处，然后去摸，这里可以摸到有凸起、凹陷，摸到凹陷，使劲向前，也就是向患者身体的前部使劲按压，患者会比较敏感，可以感到酸痛，最酸痛的这个点就是天宗穴。简单地讲，天宗穴不需要有特别精确的上中 1/3，或者肩胛冈下窝的正中等。最准确的取穴方法就是在大概的范围内，这个大概范围可能有 5 分硬币的大小，在这里去找压痛点，找准了压痛点，就是天宗穴。

大家一定要掌握天宗穴，虽然很多的书籍并没有把它当作一个很重点的穴，但是天宗穴是一个非常好的治疗经络及其局部病的穴位，而且是练习针灸手法非常好用的一个穴。因为天宗穴在肩胛冈的下窝，如果取穴正确，针刺是很安全的。有一点就是对一些比较胖的患者，取穴的时候一定要注意，这个穴必须在肩胛骨上面取。我在大学里教书的时候，有的同学取这个穴的时候，由于患者比较胖，所以不太容易找到肩胛冈下窝。或者是界线分不清，有可能取到了肩胛骨的内侧缘，或者甚至是脊柱和内侧缘之间。因为有的患者趴下之后，肩胛骨就会向外向前垂下去，有点像胛翼，这种情况取穴时一定要小心，不要发生意外。一定要注意这个穴可以在秉风，甚至可以在肩井和肩胛骨下角的连线上面。就是说两点连成一条线，天宗穴在这条线上，这种情况下一般就不会出现危险了。

功效主治

"天"意思是在上，因为它的位置在肩胛，在上为天；"宗"就是根本、中心的意思。因为它在肩胛冈的下窝，所以叫作天宗穴。

天宗穴，因为和很多肌肉有关，在临床里可以用天宗穴负责冈下肌，这是最直接的，然后就是斜方肌、大圆肌、三角肌、冈上肌等，甚至菱形肌以及肩胛提肌都可以由这个穴直接或间接地针刺起到作用。

临床体会

学习定位之后，首先要熟悉天宗穴的"宗"是根本、中心的意思。它是什么中心呢？它是我线下课里一再强调的"七星台"的中心。什么是"七星台"呢？在天宗穴这里，从小肠经第 9 个穴肩贞穴开始，肩贞、臑俞、天宗、秉风、曲垣、肩外俞、肩中俞，总共有 7 个穴。这 7 个穴，天宗穴当作小勺子的头，也就是说从天宗开始画一条线，把这几个穴一起引到肩中俞。这 7 个穴连在一起就成为了一把勺子的形状，如北斗七星，古人起了一个非常美丽的名字，叫作"七星台"。在肩背部，古人把很多穴位的命名都和天文星象相关联。肩背部的腧穴的排列就是如星象，所谓的日月星辰。还有督脉的 28 星宿以及马丹阳十二穴，北斗降真机，实际上都和患者的肩背部、颈肩部以及脊柱有关。

天宗穴在这 7 个穴中是统领、根本、枢纽、阵眼的作用。患者有颈部的后面，肩以及整个肩胛骨，或者说肩背部或上肩背部的问题都可以由天宗这一个穴作为统领去做治疗，局部以及手太阳小肠经经络所过的部位，都可以用天宗去解决。

操作点睛

　　天宗穴应该怎么针刺，这是重点。在临床里把天宗穴应用熟了之后可以解决很多颈肩和上臂的问题。天宗穴首先定位要准确（摸到压痛点为准），其次天宗穴可以分层次针刺。在临床里天宗穴可以用 1.5 ~ 3 寸的针，可以平刺、斜刺及直刺。根据不同的层次和部位，不同的形式针刺，它的治疗作用也不尽相同。

　　天宗穴可以上下左右各个方向做针刺。我说的这几个方向都是指斜刺，角度比较小，30°左右。

　　针尖的方向可以先向肩胛骨的内上的方向，就是肩胛骨的内上缘，先向它的内上方针刺，这个时候主要作用在斜方肌上。我们讲一点解剖的内容，假如说患者有肩胛背神经的卡压（肩胛背神经来源于颈 5），患者会感觉肩背部或者肩胛骨酸痛不舒。临床里面女性患者比较多，患者感觉手怎么放都不舒服，这种疼痛不舒服又会影响情绪，怎么治都治不好，或者怎么摆姿势都不舒服。这种不适症状影响到情绪，患者就会出现烦躁或者是沮丧等。这种情况下，就可以用天宗穴，向着肩胛骨的内上缘针刺。当然也可以结合一些推拿手法。

　　天宗穴进针还可以向外上方，这有可能会刺激到肩胛上神经。患者有肩关节疼痛，冈上肌、冈下肌感觉酸软无力，或者是感觉沉重。这种情况天宗穴就可以向斜外上方针刺，有可能会引起患者感觉有向肩的前部的传导。也就是说从冈上肌、冈下肌，一直向大圆肌、三角肌，甚至向前面胸大肌的部分去传导。大家是不是听着有点儿耳熟？感觉这个向前传导，是不是有点像著名的郑魁山郑老的"穿胛热"？

　　从天宗穴进针，针尖的方向还可以向肩胛骨的下角的方向，包括一些前锯肌的损伤以及患者有呼吸的问题都可以用这个方向解决。当然，这不是唯一的，我们后面还会讲直刺。

　　在天宗穴，我有的时候会做一个比较简单的针法。因为针尖在向外上针刺的时候，手法需要做到位，需要做捻转、提插，甚至有目的地做微滞针，或者做颤法，或者是小雀啄法，引动患者的针感。如果你想偷懒，在天宗一般是斜刺30°，那么把这个角度改小一点，变成了15°左右的平刺，要扎3根针，其实就是合谷刺的变异法。都用3寸针，在天宗穴扎出来一个"丫"字形，这样就可以覆盖整个肩胛骨，同时也可以通过针感向内上、外上、向下几个方向的去延伸，整个覆盖项、肩胛、上背部这一区域。

天宗穴也可以直刺。直刺一般来说可以治疗乳房的疾病，以前讲少泽的时候已经讲过了。可以配合膻中、足三里治疗乳痈，也可以配合太白、太渊等治疗呼吸的问题。直刺的针刺方法有讲究，需要缓缓地进针，针稍微粗一点，一直扎到骨面儿，假如患者肌肉比较丰厚，没有碰到骨面，患者有可能感觉酸、麻、重、胀非常强烈，缓缓地做捻转向下走，患者耐受是没问题的。

治疗内科病也是直刺。大家已经听过这么多穴，治疗内科病的时候，直刺是用得比较多的一种针刺方向。有的同学可能会有疑问，因为听说肩胛骨上面有孔，担心针会不会穿过这个孔？解剖变异是不可知的，有可能会遇到，但是，绝大多数患者是没有孔的。肩胛骨的冈下窝，你们查文献就知道，它中心最薄的地方有3毫米厚。3毫米当然是很薄，但是这3毫米是骨头，也就是说，不用担心，只要不是用24号的粗针大力地去扎，或者是不用针刀使劲地往里杵、往里扎的情况下，不用担心会扎破肩胛骨的。只是扎到骨面，然后轻轻地在骨面上用针尖做敲击和刮磨，反复地重复，患者有可能会在胸前有针感，会感觉胀胀的，甚至会有发热的感觉。这种感觉是我真正认为的穿胛热。

天宗穴基本上就是这些内容。当然在临床里扎天宗穴时，因为这个穴比较敏感，针感比较强，所以不要刻意地去追求强烈的针感。如果患者出现强烈的针感以后，要有意识地做一下辅助的手法，实际上是要减轻它的针感。否则，尤其是在北美，针刺时针感强烈，有的患者的耐受性不是这么强的。扎针第一目的是要有疗效，同时要让患者比较舒适地接受。

思　考

1. 天宗穴在临床中为何如此重要？其命名中的"天"及"宗"分别有什么特殊含义？

2. 刘伟教授传授的简单取天宗穴的诀窍是什么？临床中如何更安全地取穴？

3. 临床里哪些肩背部肌肉的问题可以通过直接或间接针刺天宗穴来解决？

4. 何为"七星台"？这组针阵中包括哪些穴位？在此针阵中天宗穴有何重要作用？

5. 临床中天宗穴有几种常用刺法？天宗穴的直刺法在临床上多用于治疗何病？注意事项是什么？

6. 肩胛背神经受损时患者通常有何症状？针刺天宗穴时的针尖方向有何特殊要求？

7. 临床中肩胛上神经损伤的主要症状是什么？治疗此病时天宗穴的针刺方向有何特殊要求？针刺时患者会有怎样的感应？

8. 针刺天宗穴时若进针方向是朝向肩胛下角，临床上多用于患者的何种病情？

9. 刘伟教授原创的天宗穴"丫"字形刺法为何而设？如何针刺？

10. 何为穿胛热？刘老师在临床中是如何针刺的？在针刺时产生强烈针感时应该如何处理？

第四十三讲　天容穴（SI17）

定位取穴

天容穴在下颌角后方，胸锁乳突肌的前缘。天容穴的深处有迷走神经，以及交感神经的颈上神经节。

功效主治

"天"是天部的意思，为上，为阳；"容"在不同的医书里有不同的解释，有的医书解释为容貌、容颜，还有的解释为受盛、容纳之意，我个人倾向于后者。

天容穴和其他的经穴一样，腧穴所在，主治所在，治疗本经所过的局部的疾病，如颈项部的疼痛、喉咙处的疾病，都可以由天容主治。在很多的医书里记载了天容穴可以治疗耳鸣耳聋，但至少在我个人的临床当中，耳鸣耳聋不是天容穴一个主要的功能，我用天容穴主要是治疗咽中如梗，所谓的"梅核气"，或者治疗慢性咽炎。

临床体会

天容穴，在我们介绍它治疗梅核气之前，先讲另外一个知识点，就是在讲人迎时讲过的七次脉。再强调一遍，七次脉是由任督脉和手足三阳经在颈部的穴位组成，共有八穴。从任脉的天突穴旁开按照次序，有

手太阳小肠经

一次脉、二次脉……一直到督脉的风府穴。七次脉是所有的阳经在颈部的"根、留、注、入"的入穴，又和阳经的络穴之间有密切的联系，天容穴是七次脉之一，即"四次脉足少阳也，名曰天容"，络穴光明。很多的医书记载了天容穴最早在《灵枢》和《太素》里被列入的是足少阳经，后世很多经典把它重新给列入手太阳经，这点大家知道一下即可。因为六腑皆出自于足三阳上合于手，颈部是阳经很重要一个区域，阳经在这里有一系列的入穴，就是七次脉，这八个穴和腑以及阳经密切相关，和阳气也密切相关。

梅核气的概念大家应该非常熟悉了，《金匮要略》记载"妇人咽中如有炙脔"，"炙"是烤的意思，"脔"是小块儿肉的意思，咽中就像烤的一小块的肉，发焦，不舒服，有异物感，不顺畅的意思。清楚地描述了梅核气是患者感觉咽中如有异物，一般情况下没有疼痛，但是有个特点就是咳之不出，咽之不下，多发于女性，时轻时重，和情绪有密切的关联，相当于西医的神经官能症。中医的病机是肝气郁结，木气乘脾，脾失健运，湿凝为痰。这个痰是痰气，也就是无形之痰，结于咽喉，引起患者不舒适，有异物感。

梅核气有一个特点，就是在工作比较紧张的时候，感觉不到异物感，因为患者精力在专心工作上面，或者患者入睡之后也没有任何的症状，而当患者闲下来或者心情郁闷，这种异物感就非常明显。患者可能试图去吞咽唾液，或者是空咽的时候，总是觉得有什么东西在咽喉处堵着。患者在进食的时候又没有任何真正的梗阻现象，可能就是感觉喉部不适，发紧，发胀，喜欢自己去揉按喉咙部。它有个特点就是情绪不畅是一个引发的诱因，或者是让这种异物感加重的一个诱因。

患者还会有一个特点，就是嗳气则舒。患者感觉呃逆或者是轻度的打嗝，喉部的异物感会有所改变，会舒适一些。所以在临床里尤其是在西医院有可能被误诊为胃炎、消化性溃疡等消化系统的疾病。实际上中医讲是由于肝郁情志不畅引起的，还有很多人除了咽喉部的不适，会合并胁肋部的不舒适，去医院检查一般查不出来有任何问题。

梅核气的病机是肝郁，情志不畅，气机流动不畅。常规取穴就是四关穴，这是最常用组合，同时也会用到内关，或者是通里加公孙，丰隆和膻中。膻中在这里是一个主穴，也会配廉泉，或者是气海。有的医生喜欢用天突，天突穴治疗梅核气的效果并不是特别好，为什么呢？因为针刺这个穴，尤其是在国外患者会有恐惧感，如果用天突，我会用外天突穴。廉泉就不存在这个问题。同时，还要加一个穴，就是这次要讲的天容穴，天容穴是治疗梅核气的一个重要的局部穴位。

中药配合常规的针灸，治疗梅核气的效果也不错。比如半夏厚朴汤，或者是逍遥散，配合常规的取穴，可能治疗几次，就有不错的效果。但是比较严重的梅核气，如患者来就诊的时候咽部不适比较严重，或者正好发作的时候，如果要立时见效，那么天容穴就是一个主穴。

操作点睛

天容这个主穴的刺法比较关键。常规直刺 0.5 ～ 0.8 寸，如果是用我讲的这种刺法，天容怎么刺呢？是在天容穴两边用 1.5 寸的针，两根针要对刺直刺，慢慢地往里走，如果患者感觉喉部有发痒，或者是有胀的感觉的时候就停住。

我把这个天容的刺法发挥了，向里慢慢进针，一般来说，在临床进针 1.2 ～ 1.5 寸都没有什么问题，有可能还要再往深处走一点。因为 1.5 寸的针实际上差不多 1.8 寸长。当患者喉部痒想咳，或是有发胀甚至有传导的感觉的时候，就要刮针柄，大约刮半分钟左右。这个针应该是刺激到颈上神经节，或者刺激到迷走神经，或者说是迷走神经走行的范围，这就是天容穴在局部的刺法。

我现在给大家再介绍一个我的原创针方：一根针合谷透劳宫，左右无所谓，另外一根针是在第三、第四指，也就是中指和无名指之间的指蹼再斜透向劳宫，稍微有点角度到劳宫就可以——双针同时透向劳宫。这是一个临床治疗梅核气非常好的方法，甚至对咽喉部的疾病，慢性咽炎效果都非常好。同时体针加太溪和气海，有同道会用到列缺和照海，我个人的感觉太溪更好，因为更容易做手法。

还有一个我在临床里也是经常用的方法，是从华佗夹脊演变过来的。因为天容穴的大概位置，就是在颈 2 和颈 3 的这个地方，旁开在大约华佗夹脊的第二条线。我在面授课里讲过，华佗夹脊我会用三条线，第二条线就是从中线旁开大约 3 厘米，从这里入针，针向天容的方向。这也是我原创的一个针法，可以治疗耳朵及咽喉的疾病。下节课讲听宫的时候会给大家细讲，这个位置大家仔细考虑一下。我个人把它叫作"耳咽穴"。

如果患者有梅核气，还可以教患者漱口。让患者用舌头顶住上腭，有唾液分泌的时候，做漱口的动作，把唾液咽下。告诉患者自己用拇指和食指按住天容穴的附近，在咽唾液的时候，同时做一个慢慢点头的动作，可以帮助减轻梅核气的症状。

如果在临床里用上述的方法不能够解决患者的情况，治了几次之后，患者的情况没有减轻，就要考虑这个患者是不是会有其他的一些器质性的病因、病变，比如有没有颈突过长，或者是颈椎病，甚至有咽喉、扁桃体的病变等，这些器质性的病变都要考虑到。

这个穴一般书里都会一带而过，但在临床是非常好用的一个穴。我把秘密都讲了，治慢性咽炎的原创针方也好用。还有一个耳咽穴，以后有机会面授十二经实操时会演示，也是很好用。

思 考

1. 天容穴命名中的"天"和"容"各有何特殊含义？

2. 天容穴如何定位？此穴与迷走神经及交感神经颈上神经节有怎样的解剖关系？

3. 作为"七次脉"之一的天容穴给你怎样的想象空间？

4. 天容穴的主治范围是什么？此穴在临床中对于"咽中如梗"的梅核气及慢性咽炎有何特殊意义？

5. 临床如何诊断梅核气？梅核气的病机是什么？它有何症状特点？

6. 梅核气的治疗中配四关穴的目的是什么？除此之外，还有哪些常用配穴？

7. 天容穴在治疗梅核气时的特殊刺法是什么？目的是什么？患者通常有何感应？

8. 刘伟教授原创的治疗梅核气和慢性咽炎的针方包括哪些穴位？采用怎样特殊的透刺法？体针如何配穴？

9. 如何让梅核气的患者自行手法配合治疗？

10. 刘伟教授原创的"耳咽穴"为何而设？具体如何操作？

第四十四讲　听宫穴（SI19）

定位取穴

听宫穴比较容易定位，患者微张口，在耳屏的前缘和下颌小头后面之间的凹陷，在正对耳屏前大约是凹陷的中点，就是听宫穴。听宫之上是耳门穴，听宫之下是听会穴，为著名的"耳前三穴"。这三个穴大约在一条直线上，简易的取法就是在耳屏前，上、中、下，就是这三个穴。

功效主治

"宫"指房屋的深处，这里是指重要的地方。顾名思义，听宫穴，一定是治疗和听力有关的要穴。

听宫穴是治疗耳疾的第一要穴，或者说是第一大穴。主要治疗耳鸣、耳聋。在临床里针灸治疗耳聋相对于耳鸣来说要少见，我们主要讲耳鸣的治疗。

临床体会

耳鸣在临床非常常见，可以发于男性、女性，各个年龄阶段都可以见到，从十多岁一直到七八十岁，耳鸣都是一个比较常见的疾病。

耳鸣形成的原因比较复杂，大家可以去网上或者书上查一查相关的信息。耳鸣有可能有器质性的病变，有可能与患者的情绪有关，也可能由颈项的疾病就是由结构而引起，还有一种临床也会见到，药源性的耳鸣或耳聋。

中医来说，耳鸣可以分为实性和虚性。高分贝的耳鸣一般来说是虚性的，如果声音是比较低沉的，以实性居多，这是分辨虚实比较简单的一个方法。实性以肝胆火旺为主，肝胆火旺会造成少阳痉瘛，因为听宫是手、足少阳和手太阳的交会穴，有可能痰火上扰阻闭清窍而造成耳鸣，甚至会造成耳痛或耳聋。还有一种是肝肾不足，尤其是肾虚，会造成耳窍失聪。

对于耳鸣来说，无论是实性还是虚性，听宫都是局部取穴的第一大穴，下面简单说一下局部取穴和远端配穴。

局部取穴，在临床中，著名的"耳前三穴"，听宫是它们的代表，扎听宫一个穴，就可以代表这三个穴。第二选择，如果要加一个穴，就听宫和听会。第三选择，如果是三个穴的话，耳前三穴全要扎上。

听宫取穴，教科书以及老师都会讲，要张口取穴，大家自己摸一下就知道，听宫穴张口时会有凹陷。实际上这并不是必需的，训练有素的医生，患者闭口也一样可以扎这个穴，只要患者不是牙关紧闭就没有问题。临床里，我一般会让患者微微张口，直刺，进针 0.5 ～ 1 寸。听宫穴不需要做捻转提插，只要刮针柄 15 ～ 30 秒。

如果要扎两个穴，听宫和听会，扎听会也是要张口取穴，让针尖微微向听宫的方向。如果是扎三个穴，耳门穴也是针尖微微朝向听宫。但是听宫的进针深度是最深的，是直刺，其他两个穴的针尖方向微微向中间靠拢，也就是向听宫的方向针刺。

大家如果在微信群里，一定会知道健耳穴，这个穴是周允娴主任发现的，微信群里的李晔医生大力推广，很多同道扎健耳穴也有不错的效果。大家可以去网上去查一查健耳穴相关的信息。

但是，如果扎健耳穴时感觉不好取，或者向外耳道平行的方向进针的时候，有不少同道会觉得不敢扎或者是怕患者疼，这种情况下不要强求一定要向外耳道平行方向针刺，进针 1 ～ 1.5 寸，这个不是必需的。因为这个穴在耳郭后的中上部，要求是在耳郭和乳突中间的凹陷处进针，针尖先向下，然后让针弯向外耳道。

我个人感觉，如果真要扎健耳穴，不需要这样。而是在健耳穴的位置进针，和外耳道平行向里斜刺，不需要严格要求先贴着皮向下，然后再把针拐一下向里走。我个人感觉是不需要这样做，也可以让患者感觉比较强烈，什么感觉呢？就是患者感觉耳朵有热感向深处走，或者是胀和微痛的感觉。

如果觉得扎这个穴困难，也可以换一种方法，我在临床里有常用的一个替代方法（以前我也不知道有健耳穴）。耳前三穴，听宫为主，扎一针也好，或者扎三针也行，我习惯只扎一个听宫穴。耳前有了，从耳上开始，角孙穴，角孙穴我会用两根针对刺，也是平刺；再往上走，率谷穴，也是两根针对刺，率谷接近于晕听区，是我治疗耳病特别常用的穴。角孙和率谷双针对刺，是特别常用的一个针法，然后强烈地刮针柄。

我们要扎一圈儿：角孙、颅息、瘈脉、翳风，这几个穴都要扎。其实没有难度，就是缓缓地进针，每一个穴进针 0.5 ～ 0.8 寸，斜刺，进针之后微滞针，轻度地捻转，然后有一个提皮的动作，让患者感觉耳朵周围发热。这是我常用的治疗耳病局部的刺法。

我个人常用的配穴，如果是实证，用液门透中渚，同时侠溪透足临泣，再加外关。如果是虚证，肝肾不足，加复溜，再加曲泉。

临床中治疗耳鸣还要注意几种情况：有的患者阴天下雨就感觉耳朵被堵住；或者坐飞机，下飞机之后，感觉有耳鸣，或者感觉听不清了，一边有被堵住的感觉；还有人耳鸣伴有头晕。这时多要从湿论治，远端取穴加丰隆、阴陵泉，再用太冲和足临泣。

还可以教患者做"鸣天鼓"的动作。鸣天鼓是什么意思？患者用两个手掌把耳朵堵住，然后用食指和中指敲两边头颅，因为堵住了耳朵去敲，就会听到"咚咚咚"的声音，同时让患者要深呼吸。

鸣天鼓，是一个可以让患者自己做的方法。如果患者是耳石症，就需要做一定的手法，患者自己在躺下之后，去做一些动作，有可能会改善症状。

如果患者耳鸣耳聋由结构就是颈项的问题，或者是颈椎病引起，就要注意枕后三角区，从颈1到颈3，寰枢椎到颈3，注意它们的横突和后关节突及风池到乳突这一带，要注意松解枕大神经、枕小神经、耳大神经等。其中乳突后有一个小的区域，叫茎乳孔。茎乳孔有面神经管，是面神经从颅腔所出经过的地方，所以治疗患者面肌痉挛、面瘫，从西医解剖上来讲是必扎的一个点。这个点，或者说这个小的区域，如果认为耳鸣耳聋与颈项有密切关联，是要注意松解的一个地方。

在国外不用刃针、针刀、铍针也没问题，可以用毫针做松解。上节课讲过耳咽穴，除此还可以在乳突后这里，向翳风的方向去扎，或者是从风池向翳风的方向去针刺，临床里面有很多医生都会用这个方法。

除了针刺，还可以用手法，尤其是在颈2、颈3横突后关节突的位置，做一些推拿手法，在治疗面部疾病或者耳鸣时，会起到令人非常惊讶的效果。很多时候也要注意"见"字区，就是肩颈的部位，一般来说，在松解枕后、乳突后或者颈2、颈3这个部位的时候，往往也要松解肩颈这个地方。

说得好像有点复杂了，其实把它掰开揉碎了以后，线路是很清晰的。记住听宫穴是最重要的局部穴，往往在临床耳前三穴不需要，就是一个听宫，上面加角孙和率谷，下面加翳风，很多时候耳后的这几个穴也都可以省去不扎，就是我刚才讲的这几个穴也会起很好的作用。

思　考

1. 听宫穴的命名中的"宫"有怎样深刻的含义？

2. 临床中常见的引起耳鸣的原因有哪些？中医是如何分型和论治的？

3. 何为著名的"耳前三穴"？举例说明听宫在耳前三穴中的重要性。

4. 听宫穴在取法上有何特殊？此穴在局部补泻手法上用什么来替代提插捻转？耳前三针同用时在针刺方向和深度上有何要求？

5. 刘伟教授惯用的治疗耳疾的组合针方包括哪些穴位？在进针方式、深度及行针手法上有何特殊要求？在治疗实证的耳疾时远端加用哪两个透穴组合？患者通常在局部有怎样的感觉？

6. 临床中在何种情况下治疗耳鸣应从"湿"论治？远端如何配穴？

7. 何为"鸣天鼓"？如何操作？适合哪种类型的耳部状况？

8. 何言松解颈部的某些区域对治疗耳部疾患是重要的？毫针如何松解？局部如何配合手法？

9. 从解剖结构上讲，哪些颈椎关节和神经与耳部密切相关？

10. 何为肩颈部的"见"字区？松解此区域在治疗面部疾病或者耳鸣时起到怎样重要的作用？